ZAHARIA TUDOREL

SUBSTANȚE DE CONTRAST

București 2024

Cuprins

CAPITOLUL I

PREZENTARE GENERALĂ

Agenţii de contrast radiografici sunt substanţe utilizate pentru a distinge între structurile interne în imagistica medicală, cum ar fi diferite tipuri de raze X şi imagistica prin rezonanţă magnetică (RMN). În timpul testelor imagistice, agenţii de contrast pot fi utilizaţi pentru a distinge un ţesut sau o structură de împrejurimile sale sau pentru a oferi mai multe detalii.

Substanţele de contrast includ agenţi de contrast radioopaci (uneori numiţi incorect coloranţi): Substanţe care pot fi văzute pe raze X.

Agenţi de contrast paramagnetici:

-substanţe utilizate în imagistica prin rezonanţă magnetică (RMN)

Agenți de contrast radioopaci

Un agent de contrast radioopac absoarbe razele X şi astfel apare alb pe razele X. Acesta este de obicei folosit pentru a arăta următoarele:

Vasele de sânge

Interiorul tractului gastro-intestinal, biliar sau urinar.Fluxul sanguin în organe.

De obicei, agentul de contrast este injectat într-o venă (contrast intravenos), arteră (angiografie), administrat pe cale orală (contrast oral), introdus prin anus (contrast rectal) sau injectat într-o articulație cu ajutorul unui ac.

Agentul de contrast utilizat depinde de tipul de test şi de partea corpului care este evaluată:

Pentru vasele de sânge:

De obicei, agenți de contrast care conțin iod (agenți de contrast iodurați).

Pentru tractul gastro-intestinal:

Agenți de contrast care conțin bariu sau iod (gastrografină)

Înainte de un test care utilizează un agent de contrast, oamenii pot fi rugați să se abțină de la mâncare timp de câteva ore și de la băut timp de 1 oră. După test, se recomandă consumul de lichide suplimentare pentru restul zilei.

Când unele substanțe de contrast sunt injectate, oamenii pot simți o senzație de căldură în tot corpul. Alte substanțe de contrast pot provoca o senzație de răceală la locul injectării. Agenții de contrast luați pe cale orală pot avea un gust neplăcut.

1.1 Efectele secundare ale substanțelor de contrast radioopace

În general, agenții de contrast radioopaci sunt foarte siguri, în special atunci când sunt administrați pe cale orală sau în rect.

Efectele secundare ale substanțelor de contrast iodate injectate apar la câteva persoane. Acestea includ:

O reacție de tip alergic .

Afectarea rinichilor, mai ales atunci când oamenii au o problemă renală preexistentă sau când se utilizează cantităţi mari de contrast.

Reacţii de contrast de tip alergic.

Reacţiile de contrast de tip alergic variază în funcţie de severitate:

Uşoară, cum ar fi greaţă, înroşirea feţei sau mâncărime.

Moderată, cum ar fi o erupţie cutanată, vărsături sau frisoane.

Severă şi care pune viaţa în pericol (anafilactoid), cum ar fi un gât umflat care interferează cu respiraţia, respiraţie şuierătoare, tensiune arterială foarte scăzută sau o frecvenţă cardiacă anormală.

La primul semn al unei reacţii, **agentul de contrast este oprit.** Reacţiile uşoare sau moderate sunt tratate cu difenhidramina antihistaminică, administrată intravenos. Reacţiile severe pot fi tratate cu oxigen, fluide administrate intravenos, epinefrină sau alte medicamente, în funcţie de tipul de reacţie.

Reacțiile de contrast de tip alergic sunt cel mai probabil să apară la persoanele care au una dintre următoarele:

-astm bronșic

Dacă oamenii au avut mai multe reacții severe la substanțele de contrast iodate, trebuie efectuat un test imagistic care nu necesită acest agent de contrast. Dacă trebuie utilizat un agent de contrast iodat, medicamentele *(difenhidramină și un corticosteroid)* pot fi administrate înainte de test pentru a preveni o reacție. Persoanele care au avut anterior o reacție la un agent de contrast ar trebui să spună medicului lor înainte de efectuarea unui test imagistic.

Afectarea rinichilor

Leziuni renale *(nefropatie de contrast)* datorită utilizării unui agent de contrast iodat pot apărea la persoanele cu anumite afecțiuni:

-Afectarea funcției renale

-Deshidratare

-Vârsta peste 70 de ani

-Diabet

-Insuficiență cardiacă

-Hipertensiune arterială

-Mielom multiplu

1.2 Utilizarea medicamentelor care pot deteriora rinichii

La aproape toți oamenii, leziunile renale nu provoacă simptome și dispar în decurs de aproximativ 1 săptămână. Foarte rar, o persoană are leziuni de durată și doar foarte puține dintre ele necesită dializă renală.

Dacă testele care necesită agenți de contrast radioopaci trebuie utilizate la persoanele cu risc de leziuni renale, oamenilor li se administrează fluide intravenos înainte și după administrarea agentului. Ei fac acest lucru pentru a evita orice acumulare a acestor medicamente în cazul în care agenții de contrast afectează funcția renală. Dacă este posibil, se utilizează o doză mică de substanță de contrast. Medicii pot, de asemenea, să întrerupă tratamentul cu *metformină* timp de 48 de ore după administrarea agenților de contrast radioopaci persoanelor cu afecțiuni renale severe care iau metformină.

Dacă pacientul are o afecţiune renală severă şi ia metformină, medicii pot recomanda să întreruperea tratamentului cu metformină timp de 48 de ore după expunerea la substanţele de contrast radioopace.

1.3 Agenţi de contrast paramagnetici

Agenţii de contrast paramagnetici modifică proprietăţile magnetice ale particulelor într-un mod care creşte contrastul dintre diferite ţesuturi, făcând imaginile RMN mai clare. Aceşti agenţi conţin de obicei *gadoliniu*.

1.4 Efectele secundare ale substanţelor de contrast paramagnetice

De obicei, nu apar efecte secundare. Cu toate acestea, la câteva persoane care au boli renale severe sau care fac dializă, aceşti agenţi pot provoca o tulburare care pune viaţa în pericol numită

1.5 Fibroza sistemică nefrogenă

În fibroza sistemică nefrogenă, pielea, ţesutul conjunctiv şi organele se îngroaşă. Pe piele se pot dezvolta pete roşii sau întunecate. Pielea se poate simţi strânsă, mişcarea este dificilă și limitată, iar organele pot funcționa defectuos. Această tulburare este acum foarte rară, deoarece medicii folosesc agenți de contrast paramagnetici cu gadoliniu la persoanele cu probleme renale numai atunci când este necesar și folosesc cea mai mică doză și cel mai sigur agent posibil. Medicii iau în considerare, de asemenea, utilizarea altor teste imagistice la persoanele cu probleme renale severe.

Rezoluția contrastului în radiologie se referă la capacitatea oricărei modalități imagistice de a distinge diferențele de intensitate a imaginii. Rezoluția de contrast inerentă a unei imagini digitale este dată de numărul de valori posibile ale pixelilor și este definită ca numărul de biți per valoare de pixel.

Modalitățile imagistice au o rezoluție de contrast inerentă, intrinsecă modalității în sine, de exemplu RMN, dar această rezoluție de bază este de obicei modificată ulterior prin modificarea parametrilor de scanare și / sau prin utilizarea mediilor de contrast.

Căile de administrare și recuperare se referă la multiplele căi diferite prin care substanțele pot fi transferate (de exemplu, medicamente) sau îndepărtate din (de exemplu, puroi), corpul uman. Aceste căi folosesc cel mai frecvent orificii naturale non-intime ale corpului și, prin urmare, nu sunt de obicei considerate invazive.

Pe de altă parte, ocazional poate fi necesară o abordare mai invazivă, cum ar fi utilizarea unui orificiu natural intim, de exemplu pe vaginal, o abordare pe bază de ac sau chiar o intervenție chirurgicală completă.

Administrarea mediului de contrast este de obicei intravenoasă, deși aproape toate căile imaginabile au fost utilizate, deși unele sunt acum mai puțin frecvente / neobișnuite.

-non-invazive.

-per oral (PO): cea mai comună cale pentru medicamente.

-sublingual: sub limbă, ocolește ficatul.

-bucală: suprafața interioară a obrazului ocolește ficatul, de exemplu nitrat de gliceril pentru angina pectorală .

Topic: aplicare direct pe piele.

-transdermic, de exemplu plasturi pentru piele.

-intranazal, de exemplu vaccinarea antigripală.

-oculare (oftalmice), de exemplu picături oftalmice.

-otic, de exemplu picături auriculare.

-inhalare: direct în plămâni, de exemplu oxigen, Tc-99m DTPA.

-invaziv.

-per vaginal (PV): include pesarele.

-per rectal (RP): ocoleşte ficatul.

-per uretrală (PU).

-ac.

-intravenos (IV): cea mai comună cale pentru medii de contrast, medicamente, fluide şi transfuzii de sânge.

-intraarterială (IA)

-intralimfatic (IL): de obicei în ganglionii limfatici, mai degrabă decât limfatici [4].

-intramuscular (IM).

-subcutanată (s.c.).

-subdermice: de exemplu, implanturi contraceptive [5].

-intracavitare.

-Pleural

-intraperitoneală.

-Pericardică.

-Epidurală.

-intracardiacă

-Stoma.

-intraarticulare: de exemplu, artrografie directă.

-Biliară.

-renală, de exemplu nefrostomie.

-intraosos, în principal sugari pentru resuscitare.

-Chirurgicale.

-Laparoscopic.

-chirurgie deschisă.

CAPITOLUL II

Istoricul agenților de contrast cu raze X și CT

Prima scanare CT a fost efectuată în 1971, la 70 de ani de la descoperirea razelor X [9]. Tehnica avea să arate promițătoare încă de la nașterea sa, deoarece prima scanare a dezvăluit o tumoare în lobul frontal al unei femei de 41 de ani în orașul de tenis Wimbledon, Anglia [9]. Mai puțin de un deceniu mai târziu, doi cercetători care au ajutat la dezvoltarea scanerului CT au primit Premiul Nobel pentru Fiziologie din 1979 pentru contribuțiile lor. Primele scanere CT au durat ore sau chiar zile pentru a produce o imagine, dar astăzi, clinicienii pot folosi CT pentru a vizualiza anatomia unui pacient în doar câteva secunde. Acum, scanerul CT este o componentă integrantă a oricărei instituții medicale moderne.

Primul dintre agenții de contrast cu raze X și CT pe care îi folosim astăzi pentru a fi descoperit a fost *etiodolul*, care a fost dezvoltat în 1901, dar nu a fost utilizat pe scară largă în scopuri de diagnostic până în anii 1920 [15]. Primii agenți utilizați pentru contrastul cu raze X au fost *coloizii de argint* utilizați pentru a vizualiza vezica urinară și au intrat pentru prima dată în uz în 1906, dar în curând au devenit nepopulari din cauza toxicității [16]. Compușii toriului, cum ar fi azotatul de toriu, au fost introduși în jurul anului 1915, dar au fost cancerigeni radioactiv [16]. În anii **1920**, iodura de sodiu a intrat în uz ca agent de contrast, marcând prima utilizare a unui agent de contrast pe bază de iod [7]. Cu toate acestea, iodura de sodiu era încă limitată de o toxicitate semnificativă.

În cele din urmă, agenții de contrast ar lua forma de bază a agenților pe care îi folosim și astăzi, care se bazează pe un inel benzenic triiodinat modificat cu grupări funcționale hidrofile pentru a facilita solubilitatea. Primii agenți iodurați conțineau grupuri funcționale ionizabile și erau mai predispuși la reacții adverse datorită osmolarității și vâscozității lor sporite. Mai târziu, agenții vor înlocui aceste grupuri ionizabile cu esteri și alcooli. Acești agenți neionici sunt în general preferați astăzi. Probabil cel mai avansat agent de contrast CT de pe piață astăzi este **iodixanolul** *(Visipaque®)*, care a fost aprobat pentru prima dată în 1996.

Iodixanolul este un agent dimeric neionic şi este singurul agent de contrast CT disponibil cu osmolaritate similară sângelui (290 mOsm/kg)

Astăzi există **48 de formulări de substanţă de contrast aprobate de FDA** pentru imagistica cu raze X şi CT. Aceste medicamente sunt compuse din 12 ingrediente active diferite (cu excepţia excipienţilor). 11 din cele 12 ingrediente active se bazează pe fracţiuni de benzen iodurat. Singurul agent care nu se bazează pe triiodobenzen este **uleiul etiiodat (Lipiodol®)**.

Primul dintre aceste ingrediente active care a fost aprobat a fost meglamina iodipamidă (meglume colografină), un agent dimeric ionic care a fost aprobat pentru imagistica hepatobiliară în 1954 (lista FDA). După cum este ilustrat în **Fig. 2**, au trecut mai mult de 25 de ani de când un ingredient activ nou a fost aprobat pentru imagistica CT.

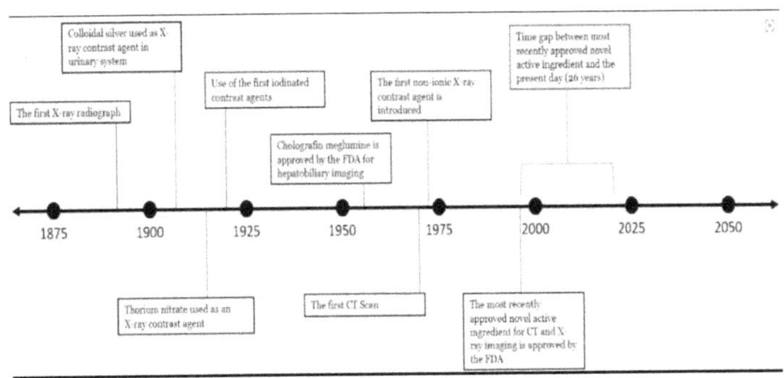

Fig. 2. Cronologia agenţilor de radiocontrast care prezintă repere în radiografia de contrast şi un decalaj mare în dezvoltare între 1996 şi prezent.

2.1 Provocările agenţilor de contrast clinici actuali

Componenta atenuantă a razelor X a agenţilor de radiocontrast actuali este iodul, care are un număr atomic mare în comparaţie cu atomii din ţesuturile înconjurătoare şi, prin urmare, este mai probabil să absoarbă fotonii de raze X. În prezent, peste 75 de milioane de examinări pe an utilizează mediu de contrast iodat (ICM) **[17]**. Agenţii de contrast ioduraţi anteriori conţineau grupe funcţionale ionice şi au fost asociaţi cu o toxicitate mai mare decât agenţii iodurați actuali, care sunt în general nonionici. În prezent, agenții de contrast iodurați (ICA) suferă de nefrotoxicitate, volume de dozare extrem de mari, un timp de înjumătățire biologic scurt, niveluri de iod care pot perturba tiroida și imunogenitate ocazională. Aceste ICA sunt, de asemenea, adesea contraindicate cu medicamente comune, cum ar fi metformina.

În plus, ICA-urile actuale sunt, de asemenea, capabile să traverseze bariera placentară, iar riscul pentru un făt în curs de dezvoltare nu este bine înțeles.

2.2 Volumul de dozare

Cantitatea de mediu de contrast necesară pentru CT este mult mai mare decât cea a altor modalități imagistice datorită concentrației ridicate necesare pentru îmbunătățirea eficientă a contrastului. În timp ce substanțele de contrast RMN pot fi utilizate în cantități micromolare, agenții de contrast CT actuali pentru angiografie trebuie să fie prezenți în concentrații milimolare și, prin urmare, mililitri de mediu de contrast sunt adesea necesari pentru a fi injectați într-un pacient la concentrația corespunzătoare. Agenții care sunt mai radioopaci pot fi dozați la concentrații mai mici și, prin urmare, ar necesita un bolus mai mic de mediu. Un bolus mai mic simplifică, reduce disconfortul, procesul de administrare.

2.3 Nefrotoxicitate

De departe, cea mai mare preocupare a agenților de contrast utilizați în mod obișnuit este nefrotoxicitatea lor. La pacienții cu disfuncție renală anterioară sau diabet, utilizarea substanțelor de contrast iodate este asociată cu un risc de insuficiență renală, o stare de mortalitate ridicată [18]. După cum se vede în Fig. 3, nefropatia indusă de radiocontrast este o cauză de top trei a insuficienței renale acute dobândite în spital [19]. Într-un studiu care a examinat 380 de episoade de insuficiență renală dobândită în spital, 43 au fost cauzate de medii de radiocontrast. 6 din cele 43 de cazuri de nefropatie indusă de medii de contrast (CIN) au dus la moartea pacientului [20]. Ca urmare a acestui risc, pacienților cu disfuncție renală li se spune adesea că nu pot primi agenți de radiocontrast intravenos. Cu aproximativ 1 din 7 adulți din Statele Unite care suferă de boli renale, există o nevoie clară şi severă de un agent de contrast sigur pentru rinichi **[21]**.

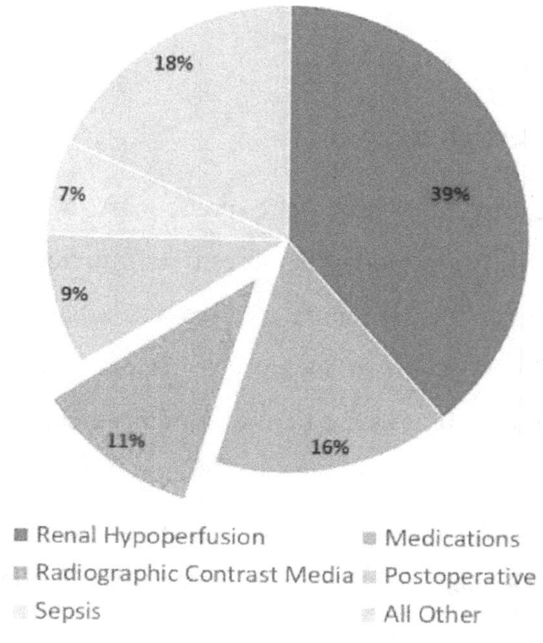

Fig. 3. Graficul arată cauzele episoadelor de insuficienţă renală dobândită în spital la 332 de pacienţi care au prezentat cel puţin un episod de insuficienţă renală dobândită în spital. Generat din date adaptate din Nash et al. [20], 2002 Elsevier.

Pacienții diabetici se confruntă cu un risc de CIN care a fost raportat între 5 % și 30 % după injectare [22]. Utilizarea CT cu contrast este limitată în special în unitățile de terapie intensivă, unde insuficiența renală acută afectează până la 20% dintre pacienți [23]. Evaluarea riscului este relativ simplă pentru clinicieni, deoarece riscul CIN pare să fie direct proporțional cu valoarea inițială a creatininei serice a pacientului [22]. Pacienții fără disfuncție renală anterioară sunt mult mai puțin susceptibili de a prezenta CIN, cu toate acestea, mai mult de 3% dintre pacienții fără antecedente de diabet zaharat sau disfuncție renală pot prezenta în continuare nefropatie ca urmare a expunerii la substanța de contrast [22]. Pacienții care au antecedente de diabet zaharat sau disfuncție renală anterioară sunt probabil de peste patru ori mai susceptibili de a prezenta CIN decât pacienții fără insuficiență renală [22].

Ce caracteristici exacte posedă agenții de contrast CT care induc nefropatie nu sunt încă pe deplin înțelese. S-a observat că agenții de radiocontrast provoacă vasoconstricție în medulla renală [19]. Inhibarea prostaglandinelor renale prin hipoxia medulară rezultată determină vasoconstricție renală suplimentară și hipoperfuzie suplimentară [19].

În cele din urmă, se formează o buclă de feedback pozitiv prin care hipoperfuzia renală induce deformarea eritrocitelor și crește vâscozitatea sângelui, ambele propagând în continuare hipoxia renală [19]. În cele din urmă, insuficiența renală hipoxică va apărea dacă perfuzia renală nu este restabilită.

ICA cu osmolaritate ridicată sunt asociate mai puternic cu efecte adverse comparativ cu agenții hipo-osmolari și izo-osmolari [24]. Din acest motiv, substanțele de contrast scăzute și izo-osmolare sunt utilizate preferențial la pacienții cu boală renală cronică pentru a atenua riscul de CIN [24]. ICA osmolare scăzute au osmolarități de 600-1000 mOsm / kg, în timp ce agenții izo-osmolari au osmolarități similare cu cele ale plasmei sanguine umane de 280-290 mOsm / kg [24].

Deși este clar că osmolaritatea și vâscozitatea mediului de contrast joacă un rol în nefrotoxicitate [24], s-a sugerat, de asemenea, că agenții de contrast înșiși pot fi direct toxici pentru celulele din medulla renală [22]. Experimentarea pentru a determina mecanismul efectelor toxice directe ale agenților de contrast asupra medullei renale ar fi extrem de utilă în dezvoltarea unor agenți mai siguri, în special pentru compușii cu molecule mici.

2.4 Reacția imună asociată mediului de contrast (CMAIR)

O preocupare asociată cu substanțele de contrast este riscul de reacții asemănătoare alergiilor la substanțele de contrast. Reacțiile imune asociate mediilor de contrast (CMAIR) observate la unii pacienți după expunerea la ICM sunt de obicei dermatologice, dar pot include detresă respiratorie care pune viața în pericol. Au avut loc prezentări variind de la erupții cutanate ușoare la anafilaxie și deces. Incidența exactă a evenimentelor severe nu este clară, dar este puțin probabil să fie mai mare de 1 din 130.000 de injecții [25]. Acest risc influențează cu greu riscul general de mortalitate pentru un CT, în schimb, deoarece riscul de mortalitate numai din cauza radiațiilor este de peste zece ori mai mare, iar riscul de mortalitate din cauza CIN este mult mai mare. Acestea fiind spuse, acest tip de expunere la radiații își provoacă efectele după mulți ani, în timp ce

CMAIR poate duce la anafilaxie aproape imediată şi moarte. Utilizarea actuală a profilaxiei pentru aceste reacţii prelungeşte timpul de tratament şi necesită utilizarea de medicamente suplimentare. Astfel, există posibilitatea de a simplifica şi scurta îngrijirea pacientului prin inventarea agenţilor de contrast non-imunogeni. În timp ce evenimentele care pun viaţa în pericol sunt rare, o reducere a imunogenităţii ar fi avantajoasă.

Mecanismul acestor reacţii nu este bine înţeles. Reacţiile nu par a fi alergii adevărate, deoarece agenţii înşişi sunt probabil prea mici pentru a fi antigeni şi nu au fost confirmaţi anticorpi împotriva acestor agenţi la pacienţi. Mai mult, rata de recurenţă la pacienţii cu reacţii anterioare la medii de contrast este mult mai mică decât s-ar aştepta de la o alergie adevărată [25]. O cauză probabilă a acestor reacţii este vâscozitatea ridicată şi/sau osmolaritatea substanţelor de contrast [7].

Având antecedente de reacţie severă la ICM este cel mai mare factor de risc pentru a avea altul. Pacienţii care au avut o reacţie severă la ICM în trecut pot avea de şase ori mai multe şanse de a avea o altă [26]. Chiar şi având în vedere creşterea de 6 ori a riscului, probabilitatea unui eveniment sever este încă scăzută (<1 la 20.000). Alţi factori de risc pentru reacţiile ICM includ utilizarea beta-blocantelor, inhibitorilor pompei de protoni, mastocitoză, afecţiuni autoimune şi infecţii virale. Astmul necontrolat este, de asemenea, un factor de risc puternic pentru reacţia la mediile de contrast [17]. Este demn de remarcat faptul că reacţiile acute severe la substanţele de contrast nu sunt dependente de doză [26].

În ciuda rarităţii acestor reacţii, mulţi pacienţi care primesc contrast vor primi în continuare profilaxie cu steroizi timp de 12-24 ore înainte de procedura imagistică. Această metodă s-a dovedit a fi eficientă, dar adesea întârzie procedura imagistică cu mai mult de 12 ore [25]. Inventarea unui agent de contrast care nu induce reacţii şi, prin urmare, nu necesită profilaxie, ar permite furnizorilor să reducă utilizarea acestor steroizi şi să permită imagistica imediată a pacientului, mai degrabă decât să aştepte 12-24 h pentru ca steroizii să devină pe deplin eficienţi. Dezvoltarea unui agent de contrast fără reacţie ar reduce astfel necesitatea pre-tratamentelor şi întârzierea asociată în imagistică.

S-a propagat pe scară largă, atât de către profesioniștii din domeniul sănătății, cât și de laici, că unii oameni sunt alergici la iod și că aceasta este cauza reacțiilor la mediile de contrast iodate. Nu este neobișnuit să găsiți profesioniști din domeniul sănătății care cred că există o legătură între alergiile la fructe de mare și reacțiile la substanțele de contrast din cauza iodului pe care îl conțin ambele (o afirmație fără dovezi). Multe videoclipuri de educare a pacienților prezentate de spitalele majore chiar instruiesc pacientul să-i spună medicului lor dacă sunt "alergici la iod" înainte de o scanare CT. Cu toate acestea, iodul este un nutrient necesar și nu este considerat un alergen. În timp ce mecanismul reacțiilor asemănătoare alergiilor la ICM nu este pe deplin înțeles, prezența iodului este puțin probabil să fie un factor cauzal.

2.5. Disfuncție tiroidiană

Iodul este un element critic în hormonii tiroidieni, astfel încât aportul de iod afectează direct funcția tiroidiană. Expunerea la excesul de iod este cunoscută de a provoca disfuncții tiroidiene la unele persoane, iar agenții de contrast iodurați sunt acum o sursă din ce în ce mai frecventă de exces de iod **[24]**. Cantitatea de iod liber administrată într-o scanare CT tipică poate fi de multe ori limita superioară tolerabilă de 1100 µg pe zi **[24].**

În timp ce marea majoritate a ICM este eliminată de rinichi în câteva ore, iodul liber din mediul de contrast rămâne în organism timp de săptămâni. Pacienții pot avea niveluri ridicate de iod urinar pentru mai mult de 40 de zile după o singură scanare CT de contrast **[24].** Excesul de iod poate provoca, de asemenea, o creștere a activității tiroidiene. Acest hipertiroidism indus de iod este cunoscut sub numele de fenomenul Jöd-Basedow și este mai frecvent la pacienții cu afecțiuni tiroidiene anterioare, cum ar fi gușa sau boala Graves **[24]**.

În timp ce disfuncția tiroidiană după expunerea la substanțe de contrast este relativ rară și incidența exactă este necunoscută, expunerea excesivă la iod poate induce hipertiroidism permanent la pacienții susceptibili **[24]**. Chiar și furtuna tiroidiană care a dus la deces a fost observată după administrarea ICM **[24]**. La pacienții eutiroidieni, se consideră că o creștere rapidă a iodului disponibil provoacă suprimarea temporară și, în general, benignă a glandei tiroide (efectul Wolff-Chaikoff). Cu toate acestea, pacienții cu disfuncție tiroidiană sunt uneori în imposibilitatea de a "scăpa" de efect, ducând la hipotiroidism indus de radiocontrast [24].

Cu cât ICA rămâne mai mult timp în circulație, cu atât este mai probabil ca iodul să devină biodisponibil. Pacienții care nu pot elimina agentul la fel de repede pot primi o doză mai mare de iod biodisponibil decât un pacient cu funcție renală normală căruia i se administrează medii de contrast cu cantități echivalente de iod total [24]. Trebuie remarcat faptul că agenții pe bază de iod cu timpi de circulație mai lungi pot permite, de asemenea, mai mult timp pentru iod non-biodisponibilitate legat pentru a deveni iod-free.

Acest lucru poate determina agenți de contrast iodurați de lungă durată pentru a induce niveluri mai ridicate de iod biodisponibilitate decât agenții de scurtă durată care conțin aceeași concentrație de iod total. Astfel, riscul de perturbare tiroidiană este teoretic mai mare la noii agenți de contrast iodurați cu timpi de înjumătățire circulatori mai lungi. S-a recomandat ca pacienții cu risc de perturbare tiroidiană prin

ICM să fie monitorizați îndeaproape după administrarea ICM.

2.6. Medicamente contraindicate

Agenții de radiocontrast disponibili în prezent sunt contraindicați la pacienții care iau metformină din cauza riscului de acidoză lactică asociat cu nefrotoxicitatea agentului de contrast [25]. Pentru a se asigura că nu are loc o acumulare toxică de metformină și acidoza lactică asociată, administrarea metforminei trebuie întreruptă timp de 48 de ore după administrarea mediului de radiocontrast [27]. În timp ce o scurtă întrerupere a tratamentului cu metformină este, în general, o problemă minoră pentru pacient, absența abținerii pentru perioada necesară de timp poate duce la acidoză lactică. În teorie, un agent de contrast fără risc de nefrotoxicitate ar permite pacienților să continue regimul de metformină pe tot parcursul procesului imagistic.

2.7. Timp de înjumătățire prin circulație scurtă

Agenții de contrast iodurați sunt toate molecule hidrofile mici și, prin urmare, sunt eliminate rapid din organism. Timpul de înjumătățire intravasculară al substanțelor de contrast hidrofile disponibile în prezent variază de la 20 min la câteva ore la pacienții cu funcție renală normală **[28]**. Intervalul de timp limitat disponibil pentru imagistică înseamnă că uneori sunt necesare mai multe injecții pentru obținerea completă a imaginii **[29]**. Necesitatea mai multor injecții poate prelungi timpul necesar pentru imagistică. Având în vedere disconfortul care apare în general în timpul injectării, pacienții ar aprecia probabil că au nevoie doar de unul. Distribuția agenților disponibili după administrarea intravenoasă este, de asemenea, nespecifică și pătrunde în multe țesuturi care nu sunt imagistice. Viitorii agenți care vizează cu precizie țesuturile imagistice ar preveni expunerea inutilă la agentul de contrast în țesuturile și organele neimagistice.

2.8. Riscul pentru pacientele însărcinate și care alăptează

O preocupare clinică legată de substanțele de contrast este utilizarea lor la femeile însărcinate sau care alăptează. Agenții de contrast utilizați în prezent traversează bariera placentară și sunt excretați în laptele matern. În timp ce puține dovezi sugerează că agenții de contrast provoacă daune fătului în curs de dezvoltare sau sugarului care alăptează, riscul nu a fost exclus [25]. Iodul traversează cu ușurință bariera placentară, iar fetușii prezintă un risc crescut de a dezvolta disfuncții tiroidiene după expunerea la ICM [24]. Pentru femeile care alăptează, se poate recomanda să nu-și alăpteze sugarii după administrarea unei substanțe de contrast timp de 12 ore, ceea ce este suficient timp pentru a se asigura că practic toată substanța a fost excretată [25]. În mod logic, agenții de contrast cu timpi de înjumătățire circulatori mai lungi vor necesita probabil ca mamele să întrerupă alăptarea pentru și mai mult timp. Un agent de contrast ideal nu va traversa bariera placentară și nici nu va fi excretat în laptele matern.

2.9. Viitori agenți de contrast

Din punct de vedere biologic, agentul de contrast CT ideal este non-toxic, non-imunogen, are un timp de înjumătățire biologic adecvat și este extrem de radiodens. Dintr-o perspectivă mai largă, agentul de contrast ideal este sigur și accesibil pentru toate populațiile de pacienți. Un agent de contrast CT ideal poate oferi, de asemenea, propriul beneficiu terapeutic în combinație cu valoarea sa diagnostică.

Agenții de contrast actuali suferă în general de osmolaritate și vâscozitate ridicate. Agenții cu osmolaritate mai scăzută sunt în general considerați de dorit. Efectele secundare ale ICA sunt mai frecvente atunci când osmolaritatea depășește 800 mOsm / kg [30]. Din acest motiv, ICA cu un raport ridicat al agentului de contrast (numărul de atomi de iod per particulă în soluție) sunt teoretic preferabile, deoarece au o eficiență ridicată a contrastului față de raportul osmolaritate. Mai mulți agenți cu osmolaritate scăzută au fost investigați în ultimii 20 de ani, dar niciunul nu a obținut aprobarea FDA. Un agent notabil este ioforminolul (GE-145), un agent dimeric cu moleculă mică care prezintă osmolalitate scăzută [31]. Ioforminol a finalizat un studiu de fază II în cazul în care a demonstrat creșterea contrastului și toxicitate renală acută similar cu agentul utilizat pe scară largă iopimiidol. Cu toate acestea, ioforminolul nu a prezentat un profil de siguranță îmbunătățit semnificativ și a fost asociat cu dureri de cap. Este posibil ca beneficiile osmolalității reduse a ioforminolului să fie vizibile într-o cohortă mai mare sau într-un studiu pe termen lung [32]. Cele mai vechi ICA, care au fost mai problematice decât agenții actuali, au avut osmolaritate care depășește 1500 mOsm / kg [30].

Agenții de contrast cu nanoparticule au câștigat atenția pentru potențialul lor pentru capacități de sarcină utilă cu contrast ridicat, versatilitate fiziochimică și profiluri farmacocinetice favorabile [8]. Nanoparticulele pot fi, de asemenea, făcute suficient de mari pentru a scăpa de a fi eliminate de rinichi [23]. Prin evitarea filtrării renale, nanoparticulele pot fi făcute să aibă timpi de înjumătățire circulatori mult mai lungi și ar necesita mai rar injecții multiple, dacă ar fi deloc.

În timp ce agenții de contrast CT actuali pot dăuna unui pacient, un agent de contrast ideal poate fi de fapt terapeutic. Agenții de contrast cu nanoparticule pot fi modificați pentru a prezenta funcții terapeutice, cum ar fi efectele antitumorale [33], [34], [35]. Nanoparticulele micelare și lipozomale pot fi chiar coîncărcate cu agenți chimioterapeutici pentru teranostică.

Dincolo de scanerul CT convențional, este important de menționat aici o tehnologie îmbunătățită, așa-numitul CT spectral de numărare a fotonilor (SPCCT), care a apărut în ultimul deceniu. În comparație cu scanerele CT convenționale care depind de atenuarea razelor X, SPCCT analizează toate spectrele fiecărui foton de raze X colectat. Deoarece fiecare material prezintă o semnătură spectroscopică specifică, analiza este foarte precisă, cu zgomot mai mic, doze mai mici de radiații și precizie mai mare [36,37].

CAPITOLUL III

Prezentare generală a potențialilor viitori agenți de contrast

Nefrotoxicitatea este cea mai mare cădere a ICA-urilor actuale. Deoarece nefrotoxicitatea a fost în mare măsură asociată cu osmolaritatea și vâscozitatea mediului, reducerea acestor caracteristici este esențială în dezvoltarea de noi agenți. Există cel puțin două modalități majore de a face acest lucru. Una este de a reduce numărul total de particule în soluție prin agregarea atomilor de atenuare a razelor X în mai puține particule mai mari, mai degrabă decât în multe molecule mici. Molecula încărcată cu iod este un bun exemplu în acest sens. Un micel încărcat cu 500 de molecule de iod, teoretic, are caracteristici similare de atenuare a razelor X cu 500 de molecule individuale de iod, dar cu o singură particulă, mai degrabă decât 500. Osmolaritatea micelei ar fi neglijabilă în comparație cu moleculele individuale.

O a doua metodă de reducere a osmolarităţii este utilizarea moleculelor care conţin atomi cu caracteristici mult mai mari de atenuare a razelor X. Atenuarea razelor X pe unitatea de masă creşte dramatic cu numărul atomic al unui atom. Astfel, moleculele care conţin atomi cu număr atomic mare sunt atenuatoare de raze X mai eficiente şi mai puţine molecule pot fi utilizate pentru a obţine atenuări similare.

Agenţii de contrast cu nanoparticule scapă de problema osmolarităţii şi vâscozităţii ridicate observate la mulţi agenţi de contrast aprobaţi. Deoarece nanoparticulele au, în general, o osmolaritate intrinsec scăzută, o concentraţie ridicată de elemente atenuante cu raze X poate fi utilizată fără a creşte osmolaritatea mediului peste cea a sângelui. Acest lucru, teoretic, ar trebui să reducă riscul de evenimente adverse asociate cu hiperosmolaritatea în alte substanţe de contrast. Nanoparticulele oferă, de asemenea, o soluţie la problema actuală a timpilor scurţi de circulaţie observaţi în ICA clinice.

Nanoparticulele mai mari de 10 nm vor scăpa de clearance-ul renal şi, prin urmare, vor prezenta perioade extinse de acumulare a sângelui [23]. Agenții de contrast ai nanoparticulelor sunt capabili de urmărire celulară, imagistică țintită și timpi de sânge superiori cu cei ai agenților disponibili în prezent [38]. În plus, dezvoltarea agenților de contrast pentru nanoparticule deschide porțile pentru formulări cu capacități imagistice multimodale, precum și caracteristici terapeutice. Este probabil ca agenții de contrast cu nanoparticule să reprezinte o mare parte din următoarea generație de agenți de contrast CT.

Ca o ultimă observație, retenția pe termen lung a nanoparticulelor în ficat și/sau splină ar trebui, de asemenea, luată în considerare în studiile de dezvoltare și preclinice. Studiul retenției NPs ar trebui să includă studiul degradării acestora, care poate varia considerabil în funcție de tipul de nanoparticule – de exemplu, între NPs lipidici sau anorganici.

3.1. Agenți de contrast metalici

Nanoparticulele metalice sunt probabil cea mai studiată platformă pentru următoarea generație de agenți de contrast CT. În timp ce majoritatea nanoparticulelor metalice studiate până în prezent constau dintr-un singur element metalic, nanoparticulele pot fi, de asemenea, fabricate din aliaje de două sau mai multe metale **[39]**. Nanoparticulele metalice s-au dovedit a fi extrem de versatile şi pot fi tratate cu o serie de acoperiri pentru a spori biocompatibilitatea. Metalele investigate ca platforme pentru potenţialii agenţi de contrast includ aurul, argintul, bismutul şi mai multe lantanide. Datorită numărului atomic ridicat al acestor elemente, mediile care conţin nanoparticule metalice pot fi extrem de radiodense şi, astfel, oferă un contrast excelent. Fiecare element metalic investigat pentru imagistica CT prezintă propria sa margine K distinctă.

O margine **K** care aproximează energia fotonică a sursei de raze X utilizate va permite cel mai mare contrast, reducând în acelaşi timp doza de radiaţie. Astfel, elementul utilizat pentru îmbunătăţirea contrastului energia fotonică optimă ar trebui să se potrivească în mod corespunzător. Argintul îşi prezintă marginea K la aproximativ 25 keV, în timp ce bismutul vede absorbţia maximă a razelor X la aproximativ 90 keV. O sursă de raze X care produce fotoni dintr-o gamă care nu conţine marginea K a unui element specific nu va produce o îmbunătățire optimă a contrastului. Toate elementele metalice discutate aici au margini K în intervalul 10-140 keV utilizate în imagistica medicală de diagnostic.

Faimosul metal prețios inert, aurul, este extrem de eficient în absorbția razelor X, în special la energii fotonice mai mari **[7,40]**. Agenții de contrast pe bază de aur au potențialul de a obține un contrast mai bun în timp ce utilizează o doză mai mică de raze X **[41,42]**. Aurul a fost unul dintre cele mai studiate metale din fizica biomedicală și chiar a făcut recent obiectul unor cercetări privind utilizarea inteligenței artificiale în raport cu nanoparticulele de aur în aplicațiile biomedicale **[43]**. Minimizarea dozei de radiații ionizante ar trebui să fie o preocupare principală în imagistica CT și agenții de contrast care pot facilita reducerea dozei ar fi foarte de dorit. Formulările nanoparticulelor de aur (PNB) pot avea osmolaritate ideală și au vâscozități similare cu apa. În plus, nanoparticulele de aur au, în general, timpi de înjumătățire biologici mai lungi, care oferă timp pentru imagistică mai extinsă **[41]**. Atâta timp cât particulele sunt mai mari în 6 nm, ele pot evita filtrarea glomerulară imediată [29]. Aceste PNB de lungă durată ar putea oferi o soluție la problema clearance-ului rapid observat cu agenții de contrast iodurați actuali.

Aurul, precum și nanoparticulele de bismut, s-au dovedit a fi capabile să vizeze tumorile preferențial. Datorită vascularizației permeabile asociate cu tumorile, PNB de dimensiuni specifice sunt mai susceptibile de a viza pasiv tumorile decât alte țesuturi [29]. PNB sunt, de asemenea, candidați buni pentru direcționarea activă, deoarece există diverse oportunități pentru modificări moleculare [29]. Modificarea suprafeței PNB este facilitată datorită afinității naturale ridicate pentru grupările tiol manifestate de PNB [7].

Mai multe studii au investigat direcționarea activă a PNB către ficat, tumori, plăci aterosclerotice, microcalcificări și ganglioni limfatici [29]. Choi și colegii săi au vizat cu succes mezangiul renal cu o dimensiune specifică a PNB pegilat [44]. Khademi et al. au găsit recent rezultate promițătoare în direcționarea pasivă a tumorilor capului și gâtului la șoareci și au demonstrat toxicitate scăzută [45].

Există preocupări cu privire la toxicitatea PNB, iar lipsa toxicității in vitro nu a fost întotdeauna predictivă pentru succesul in vivo. Preocupările legate de nanoparticulele de aur includ timpul de lungă ședere al nanoparticulelor, ceea ce poate duce la toxicitate neașteptată [46]. PNB tind să se acumuleze în ficat, deși cantități mai mici se pot acumula în splină, plămâni, rinichi și creier. Biodistribuția este afectată semnificativ de dimensiunea particulelor [29]. S-a emis ipoteza că particulele mai mici de 20 nm pot traversa bariera hemato-encefalică [29]. Nanoparticulele de aur au demonstrat o toxicitate semnificativă dependentă de dimensiune, particulele de dimensiuni diferite producând profiluri toxicologice extrem de variate [47]. PNB preparate similar mai mici de 5 nm, precum și particule de 50 și 100 nm, s-au dovedit a fi netoxice la șoareci, în timp ce PNB variind de la 8 la 37 nm au cauzat pierderea poftei de mâncare, pierderea în greutate, malformații ale coloanei vertebrale și moartea [47]. PNB mai mici de 2 nm se pot lega ireversibil de acizii nucleici [29]. Astfel, particulele de aur în intervalul de 2 nm și mai mici nu sunt probabil candidați buni pentru agenții de contrast. În ciuda rezultatelor mixte, DL50 a PNB a fost raportată la doze de până la 3,2 g/kg, iar aurul are un profil toxicologic relativ promiţător [7].

Dimensiunea PNB selectat va fi critică pentru determinarea profilului toxicologic al oricărui agent de contrast PNB. PNB-urile utilizate pentru imagistica cu succes la şoareci s-au dovedit a fi histologice netoxice. Nanoparticulele de aur pot fi, de asemenea, consumatoare de timp şi complicat de produs [46].

Progresele recente în nanoparticulele anorganice pentru imagistică au urmat o tendinţă similară cu alte tipuri de agenţi de contrast prin combinarea mai multor modalităţi pentru a îmbunătăţi acurateţea, cantitatea şi calitatea informaţiilor imagistice. În plus, aceste nanoparticule oferă potenţialul de livrare a medicamentelor vizate, sporind şi mai mult utilitatea lor atât în aplicaţiile diagnostice, cât şi în cele terapeutice.

David et al. [48] au demonstrat tendinţa către nanoparticule hibride prin munca lor recentă, care implică sinteza NPs de oxid de fier acoperit cu aur înconjurat de un strat de chitosan care prinde gemcitabina. Astfel de nanoparticule hibride au o valoare adăugată reală în scopuri diagnostice şi/sau terapeutice, în special în comparaţie cu agenţii de contrast monomodali. Lucrările recente ale lui Chow et al. au demonstrat capacitatea nanoparticulelor similare de fier-aur de a acţiona ca agent de sensibilizare radio, demonstrând capacităţile terapeutice ale acestor NPs metalice din aliaj **[49]**.

Argintul este un alt metal preţios care este investigat ca o platformă pentru contrastul CT. Deşi argintul este în mod semnificativ mai puţin costisitor decât aurul, el prezintă încă capacităţi promiţătoare de atenuare a razelor X **[50]**. În timp ce aurul este mai eficient în blocarea razelor X la energii fotonice mai mari, rapoartele au arătat că materialele din argint depăşesc materialele din aur la energii mai mici, cum ar fi cele utilizate în mamografia cu energie duală **[13,39,50]**. Cu toate acestea, dimensiunea şi morfologia nanoparticulelor metalice sunt esenţiale pentru siguranţa şi eficacitatea formulării. Experimente recente cu nanotriunghiuri de argint au indicat că dimensiunea particulelor influenţează puternic toxicitatea in vitro, precum şi potenţa de atenuare a razelor X **[50]**.

Mai recent, NPs calcogenice de argint din domeniul nanoelectronicii au fost investigate pentru proprietăţile sale de îmbunătăţire a contrastului şi theragnostice. Aceste particule s-au dovedit a fi biocompatibile şi, în general, mai puţin toxice decât NP-urile elementare de argint şi prezintă o serie de proprietăţi interesante, inclusiv capacităţi fotodinamice cu utilitate clară în oncologie [51]. NPs extrem de mici sulfură de argint şi telurură de argint au arătat, de asemenea, o bună biocompatibilitate şi un clearance renal eficient [52,53].

Tantalul este un alt element cu capacităţi promiţătoare de atenuare a razelor X şi o bună biocompatibilitate. Au fost dezvoltate nanoparticule ultramici de oxid de tantal acoperite cu carboxibetaină, care prezintă o îmbunătăţire superioară a contrastului în comparaţie cu acelaşi echivalent de masă al agenţilor de contrast pe bază de iod. Aceste particule de aproximativ 3 nm au prezentat, de asemenea, vâscozitate similară cu preparatul de mediu iodat disponibil clinic, precum şi osmolaritatea scăzută aşteptată de la o formulare de nanoparticule [54].

S-a demonstrat recent că nanoparticulele de tantal acoperite cu poli (vinilpirolidonă) au o atenuare ridicată a masei razelor X și funcționează ca agenți de sensibilizare radio biocompatibili pentru tratarea cancerului metastatic, făcând aluzie la potențialul nanoparticulelor de tantal ca agenți teranostici [55].

O altă categorie de nanoparticule metalice include particule care conțin lantanidă. Experimentele cu compuși care conțin gadoliniu și holmiu și-au demonstrat eficacitatea ridicată în atenuarea razelor X [7,56]. Yterbiul a fost, de asemenea, utilizat pentru a produce o rezoluție impresionantă pentru imagistica ficatului de șobolan [7].

Pe lângă faptul că sunt radioopace, gadoliniul și holmiul sunt agenți de contrast eficienți pentru RMN datorită proprietăților lor paramagnetice [57], făcându-le candidați ideali pentru utilizarea în agenții de contrast cu dublă modalitate. Recent, s-a observat o formulare a urei de gadoliniu acoperită cu PEG, demonstrând în același timp o toxicitate scăzută pentru organele majore, deși s-a observat o anumită toxicitate splenică [58]. În timp ce gadoliniul a fost folosit de mult timp ca agent de contrast pentru RMN, utilizarea sa la pacienţii cu insuficienţă renală a fost asociată cu fibroza sistemului nefrogen [57].

Nanoparticulele au fost testate cu succes ca agent de contrast CT la şoareci, permiţând imagistica vascularizaţiei. Studii mai recente care arată acumularea de gadoliniu în oase şi creier ridică întrebări cu privire la siguranţa agenţilor care conţin gadoliniu, chiar şi la pacienţii fără disfuncţie renală. Spre deosebire de iod, ionii liberi de gadoliniu sunt toxici la om şi trebuie chelaţi cu un ligand organic pentru utilizare in vivo [57]. În ciuda conjugării cu chelatul, toţi agenţii de contrast care conţin gadoliniu depozitează probabil gadoliniu într-o anumită măsură la om şi pot duce la o anumită formă de toxicitate [57].

Un CT recent contrastant NPs pe bază de gadoliniu este reprezentat în Fig. 4, demonstrând un contrast eficient. Nanoparticulele Gd sunt stabilizate cu diferite tipuri de PEG-uri, prezentând o stabilitate ridicată şi monodispersie care pot fi controlate în intervalul 50-100 nm. După administrarea la şoareci, creşterea contrastului bazinului sanguin are loc imediat. Acumularea NP în ficat şi splină la două zile după injectare a fost observată [58].

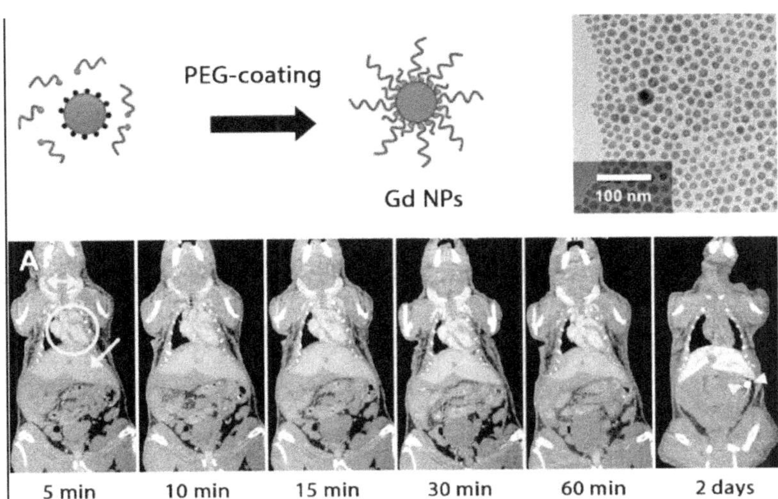

Fig. 4. Gadolinium NPs ca agent de contrast CT. (sus) Caracterizarea și (jos) la 5 minute după administrare la șoareci, inimă (cerc), vascularizație hepatică (săgeată) și vene jugulare (vârfuri de săgeată duble) sunt vizibile, în timp ce contrastul în aceste regiuni dispare după eliminarea sângelui și substanța de contrast este vizibilă în ficat și splină (vârfuri de săgeată) după 2 zile după injectare. [58] 2021 Nature.

3.2 Agenți de contrast micelari

Micelele sunt ansambluri supramoleculare care se auto-asamblează din surfactanți într-un fluid. Când se formează în soluții apoase, ele creează de obicei particule compuse dintr-un înveliș hidrofil care înconjoară un miez hidrofob. Micelele pot fi construite folosind lipide care sunt grupuri de cap mult mai mari decât componentele hidrofile şi pot fi încărcate cu o varietate de substanţe radiopatice [59]. Compuşii hidrofobi pot fi încărcaţi în miezul lipofil al acestor micele. Această structură unică permite compuşilor care sunt în mod normal insolubili în sânge să existe ca suspensii coloidale stabile şi biocompatibile. În plus, micelele, similare cu alţi agenţi de nanoparticule, au o dimensiune suficient de mare pentru a evita filtrarea renală, permiţând perioade extinse de imagistică [35].

Micelele sunt deosebit de potrivite ca platformă pentru dezvoltarea medicamentelor teranostice, care au atât aplicaţii terapeutice, cât şi de diagnostic. Micelele s-au dovedit a fi purtători foarte eficienţi ai agenţilor chimioterapeutici, cum ar fi paclitaxel şi cisplatină [34,60]. Micelele care conţin paclitaxel au demonstrat capacităţi superioare de combatere a tumorii în comparaţie cu formularea tradiţională a paclitaxelului, cunoscută sub numele de Taxol [33,34].

Micelele pot fi utilizate ca purtători vizaţi pentru agenţii de contrast [35]. S-a demonstrat că miceliile încărcate se acumulează în tumori preferenţial faţă de alte ţesuturi datorită permeabilității vasculare crescute în tumori [35]. Mai mult, prin construirea de micelii din componente sensibile la pH sau la temperatură, este posibil să se vizeze în mod activ țesuturi specifice, declanșând eliberarea sarcinii utile în anumite condiții de micromediu [35].

Anticorpii sau fragmentele de anticorpi pot fi chiar atașate direct la micele, creând capacități de direcționare foarte specifice [35]. Astfel de agenți de contrast cu specificitate la nivel de antigen ar avea o valoare imensă în radiologia diagnostică pentru țintirea activă a tumorilor sau a țesuturilor specifice.

În 1997, Torchilin și colegii săi au fost primii care au dezvoltat micelii **PEGILATE** cu circulație îndelungată care conțin iod [35,61], constând dintr-un copolimer bloc amfifil care conține iod compus din metoxipoli(etilenglicol) și poli[ε,N-(triiodobenzoil)-l-lizină] (MPEG-iodolizină), care pot forma micelii în soluții apoase (Fig. 5A,B) [61]. Ei au dezvoltat particule nanomicelare cu o gamă de dimensiuni de 80 nm, iar concentrația de iod a micelelor a fost de 17,7% în greutate. Șobolanii au fost apoi scanați prin CT la 80 kV atât înainte, cât și după injectarea i.v. de micelii la o concentrație de 170 mg / kg. După cum s-a subliniat în Fig. 5C, s-a observat un contrast semnificativ (aproximativ 150 HU) în inimă, în timp ce nivelurile de contrast din splină și ficat au fost mult mai mici (aproximativ 90 și, respectiv, 57 HU) la 2 ore după injectare **[62]**. Aceste rezultate au demonstrat că contrastul de lungă durată al bazinului sanguin, precum și cartografierea ficatului și a splinei, sunt ambele îmbunătățite semnificativ de această CA, așa cum este indicat în Fig. 5C.

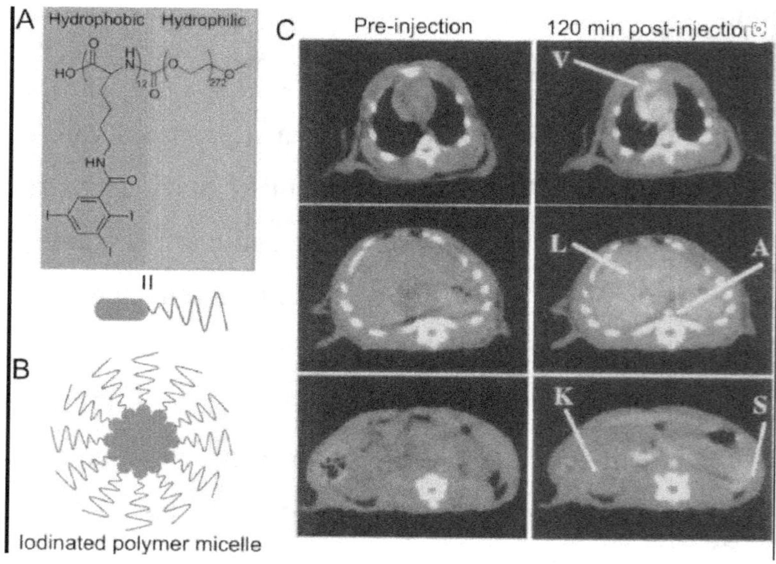

Fig. 5. (A) Structura chimică a copolimerului bloc MPEG-iodolizină. (B) Reprezentarea schematică a formării micelelor. (C) Imagini CT ale inimii, ficatului şi splinei la şobolani înainte şi după injectarea intravenoasă a miceliilor iodate. [62] 1999 Elsevier.

Într-o contribuţie diferită, Dr. Martina Stenzel şi echipa ei au sintetizat copolimeri bloc din monomeri ioduraţi pentru a crea micelii radioopace pentru imagistica cu raze X **[63]**. Pentru a realiza acest lucru, metacrilatul de metileter oligo (etilenglicol) (OEGMEMA) şi metacrilatul de oxietil 2-[2′,3′,5′-triiodobenzoil] (METB) au fost utilizate ca blocuri pentru copolimerii bloc, care au fost produşi folosind polimerizarea reversibilă prin adiţie-fragmentare prin transfer în lanţ. Prin acest proces controlat, au fost sintetizaţi un număr de copolimeri bloc (POEGMEMA-b-PMETB) şi auto-asamblarea lor în apă a fost analizată în continuare. Dimensiunea miceliilor rezultate a variat între 30 şi 45 nm, în funcţie de dimensiunea blocului. Când a fost fotografiată cu raze X, formularea micelei a prezentat un contrast similar cu cel al BaSO4 şi iodixanol **(Visipaque®)**, demonstrând potenţialul lor de utilizare în aplicaţii imagistice cu raze X **[63]**.

O problemă recurentă atunci când se utilizează micelii pentru formulările de substanţă de contrast CT este capacitatea lor limitată de a încărca elemente radiodense, rezultând proprietăţi de contrast scăzute. De obicei, agenţii de contrast micelari sunt fabricaţi folosind polimeri amfifili pentru a obţine o concentraţie critică scăzută de micele şi pentru a îmbunătăţi stabilitatea la diluare şi administrare. Prin urmare, încorporarea atomilor grei în aceste macromolecule trebuie făcută cu un echilibru delicat pentru a obţine o atenuare adecvată a razelor X, menţinând în acelaşi timp proprietăţile amfifile necesare pentru formarea micelelor, aşa cum este ilustrat în exemplul anterior folosind iod [43].

Pentru a compensa proprietăţile contrastante scăzute ale micelelor, cercetătorii au explorat combinaţia lor cu nanoparticule anorganice. Într-un studiu notabil realizat de Xiong et al. [64], s-au format micelii de poli(ε-caprolactonă)-ss-poli(2-(dimetilamino) metacrilat de etil), PCL-SS-PDMAEMA, pentru a încapsula un precursor chimic $HAuCl_4$ în miezul interior lipofil al autoansamblurilor. Reacţia in situ a fost apoi efectuată pentru a forma nanoparticule de aur (PNB) de 150 nm, care au fost, de asemenea, capabile să co-încapsuleze medicamentul doxorubicină (DOX) (Fig. 6a). Proprietăţile de contrast ale PNB rezultate s-au dovedit a fi superioare celor ale agentului de contrast clinic iodat solubil în apă Omnipaque, cu valori ale ΔHU care depăşesc 600 pentru cele mai mari concentraţii de aur (Fig. 6b). Mai mult, profilurile de eliberare a medicamentului au fost dezvăluite în funcţie de pH şi / sau în prezenţa glutationului ca agent reducător, evidenţiind potenţialul teranostic al acestui sistem (Fig. 6c).

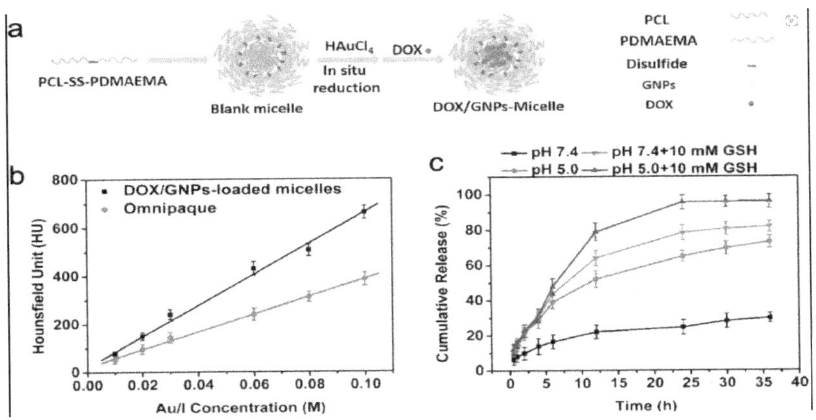

Fig. 6. Micele polimerice care încapsulează PNB și DOX ca agent de contrast teranostic pentru CT. (a) Schema indică formarea și încărcarea nanomicelelor; (b) proprietățile contrastante cu raze X ale micelelor în comparație cu agentul de contrast de referință Omnipaque; (c) Profilul de eliberare al DOX în diferite condiții de pH și/sau în prezența glutationului reductant (GSH). [64] 2018 Elsevier.

Definițiile teoretice ale micelelor se referă la particule compuse din mai multe subunități moleculare amfifile care se auto-asamblează la o concentrație critică. În exemplul de mai sus, micelele au servit drept șablon pentru a genera o platformă multifuncțională stabilă. Literatura include, de asemenea, multe studii care utilizează proprietățile de auto-asamblare ale amfifilelor în jurul nanoparticulelor pentru a forma structuri de miez / coajă, care sunt adesea considerate ca micelii datorită formării lor de auto-asamblare.

McQuade și colab. [65], GNP încapsulate în micelii polimerice de policaprolactonă–poli(etilenglicol) (PCL-PEG), generând micelii polimerice de aur (GPM) cu profiluri de dimensiuni de aproximativ 100 nm. Aceste particule polimerice ar putea co-încapsula nanoparticule superparamagnetice de oxid de fier (SPION), creând aur și microcelule spion (GSM) (Fig. 7) **[65].** Într-un alt studiu, PNB au fost încapsulate în micelii mixte de PCL și metacrilat de etil poli 2-(2-metoxietoxi) (PMEO2MA) ca fracțiuni hidrofile, iar autorii au arătat că ajustarea raportului dintre cei doi polimeri poate optimiza proprietățile terapeutice in vivo **[66].**

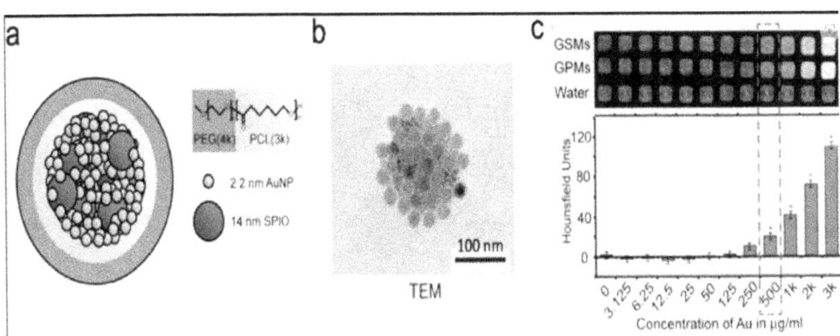

Fig. 7. Micele polimerice PCL-PEG care încapsulează GNP și SPION ca agenți de contrast teranostici CT. (a) schema și (b) imaginea TEM a micelelor; (c) a proprietăților contrastante cu raze X ale micelelor în comparație cu Omnipaque de referință; (c) Proprietăți contrastante ale razelor X în funcție de cantitatea de aur (a se vedea detaliile din text). [65] .

3.3 Agenţi de contrast polimerici

Nanoparticulele polimerice au devenit recent o cale promiţătoare pentru dezvoltarea agenţilor de contrast (CA) prin două abordări. 1) Încapsularea CA-urilor în NP-uri polimerice, astfel încât acestea să poată fi dispersate uniform în confinarea miezului hidrofob şi să obţină o atenuare puternică a razelor X. Cu toate acestea, analiza datelor imagistice este îngreunată de eliberarea nedorită a CA-urilor încapsulate din NPs la expunerea la medii biologice, ceea ce împiedică traducerea clinică de succes. 2) Altoirea atomilor de contrast pe grupele funcţionale ale polimerului, fie înainte, fie după polimerizare, permite CA eficiente cu încărcare ridicată de iod.

În 2018 [67], Vandamme şi colegii săi au sintetizat un monomer iodată,

2-metacriloiloxietil (2,3,5-triiodobenzoat) (MAOTIB), care a fost apoi utilizat într-un proces de polimerizare a radicalilor în vrac pentru a forma un homopolimer poli(MAOTIB) cu o structură chimică finală care conţine 62% în greutate iod. Apoi au preparat nanoparticule stealth folosind o tehnică de nanoprecipitare în prezenţa surfactantului PEGylated care permite o CT CT eficientă, biocompatibilă, injectabilă. Raportul dintre agentul tensioactiv pegilat şi polimerul iodat a fost optimizat pentru a crea particule cu o dimensiune adecvată centrată la 163 nm (fig. 8a) şi un conţinut de iod de 59 mg I / ml pentru aplicare in vivo.

Datele in vivo au arătat că substanţele de contrast dezvoltate s-au acumulat pasiv în ficat şi splină după un timp scurt de circulaţie sanguină (t1/2 = 20 min) (Fig. 8b,c), indicând faptul că eliminarea sângelui are loc pe căi hepatice şi splenice. O îmbunătăţire suplimentară a contrastului a fost observată în ficat şi splină (Fig. 8c), demonstrând că acest agent de contrast polimeric radioopac cu raze X ar putea fi un candidat sigur şi eficient pentru imagistica animalelor mici şi preclinice.

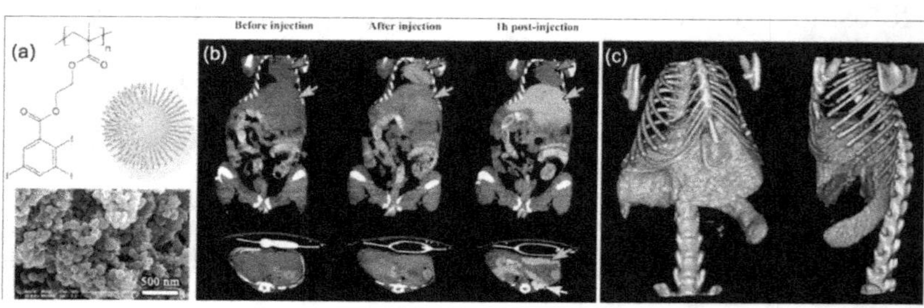

Fig. 8. (a) Structura chimică a CA polimeric iodat şi reprezentarea caricaturală a nanoparticulelor (sus) şi imaginea TEM a NPs generate (jos). (b) Scanări micro-CT in vivo înainte, la 0 ore şi la 1 oră după injectarea IV a CA-ului dezvoltat. Planurile coronale (sus) şi axiale (jos) ale şoarecilor sunt văzute în imagini. Săgeţile roşii, verzi şi galbene reprezintă inima, ficatul şi, respectiv, splina. (c) imagini 3D de reconstrucţie a volumului ficatului şi splinei la 1 oră după injectare. [67] 2018 Elsevier.

La fel ca agenţii de contrast făcuţi din micele, nanoparticulele polimerice se pot confrunta, de asemenea, cu limitări în proprietăţile lor contrastante, deoarece obţinerea unei capacităţi mari de încărcare folosind elemente grele poate fi o provocare. Încapsularea nanoparticulelor anorganice în matricea polimerică, similar cu micele, este o soluţie potenţială. Literatura de specialitate recentă raportează dezvoltarea nanoparticulelor polimerice care încapsulează PNB **[68]**, **[69]**, **[70]**, NPs de bismut **[71]**, **[72]**, **[73]** sau NPs lantanide **[74]**, în principal pentru agenți de contrast multimodali [68] sau aplicații foarte specifice, cum ar fi o combinație de raze X și imagistică fotoacustică [69]. Un studiu interesant realizat de Yoo et al. **[70]** prezintă încapsularea PNB în polimeri sensibili la glutation, care este produs la niveluri ridicate în ficatul sănătos și redus în condiții hepatice patologice. Această abordare poate permite clinicienilor să detecteze și să sublinieze disfuncțiile hepatice folosind imagistica CT. Fig. 9 arată că astfel de agenți de contrast induc îmbunătățirea contrastului în ficat și tumori.

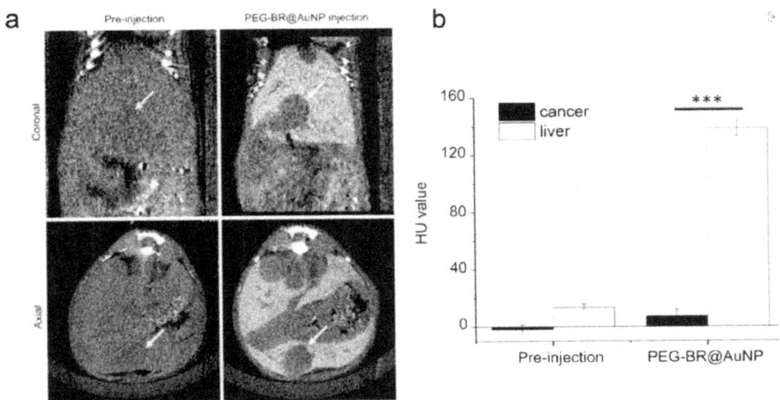

*Fig. 9. PNB încapsulate în bilirubina pegilată polimer sensibil la stimuli (PEG-BR), pentru a dezvălui prin colorarea negativă regiunea tumorală din ficat (indicată prin săgeţi) (a). Valorile HU corespunzătoare sunt raportate în histograma (b **[70]** 2021 Societatea Americană de Chimie.*

3.4 Agenţi de contrast pentru nanoemulsii lipidice

Nanoemulsiile lipidice (LNE) sunt nanoparticule moi care au câştigat un interes considerabil în aplicaţiile imagistice biomedicale **[75]**, **[76]**, **[77]**. LNE-urile constau dintr-o dispersie de nano-picături de ulei într-o fază de apă, variind în mărime de la 20 la 200 nm. Potenţialul lor constă în formularea şi fabricarea lor uşoară, stabilitatea ridicată, biocompatibilitatea şi biodegradabilitatea. Acestea oferă, de asemenea, uşurinţă în funcţionalizarea ligandului de suprafaţă, permiţând direcţionarea şi specificitatea, grefarea PEG pentru proprietăţi stealth şi capacităţi ridicate de încărcare a moleculelor lipofile sau solubile în ulei în miezurile lor uleioase .

Aceste CA sunt utilizate în cea mai mare parte pentru imagistică preclinică a ficatului / splinei şi au de obicei concentraţii relativ scăzute de iod, necesitând o doză de volum mare care poate fi toxică. Într-un studiu publicat, am investigat impactul naturii chimice a uleiurilor iodate din miezurile LNE ca agenți de contrast cu raze X asupra biodistribuției și farmacocineticii lor **[78]**.

Au fost comparate LNE-urile pegilate formulate cu două uleiuri iodate (monogliceride iodate și ulei de ricin iodată) cu LNE iodate α-tocoferol, așa cum se arată în Fig. 10 (publicat anterior) **[79]**. S-a constatat că CA-urile dezvoltate au capacități ridicate de încărcare cu iod (aproximativ 93,1, 76 și, respectiv, 106 mg I / ml), rezultând o atenuare mai puternică a razelor X decât agentul de contrast iodat comercial **Fenestra VC®**. Când au fost administrate intravenos șoarecilor și scanate folosind μ-CT, CA-urile au arătat un contrast sporit în sânge, cu un timp de înjumătățire comparabil de aproape 6 ore, dar locații distincte de acumulare, așa cum se subliniază în Fig. 10 **[78]**.

Monogliceridele iodate au fost găsite în concentrații scăzute în ficat și splină, în timp ce uleiul de ricin iodat a fost găsit în concentrații mari în splină, iar LNE-urile α-tocoferol au fost găsite în concentrații mari în ficat. Aceste descoperiri subliniază importanța critică a compoziției chimice a miezului uleios în LNE pentru a obţine un contrast semnificativ de raze X în ţinte specifice, cum ar fi ficatul, splina sau sângele. Aceste CA au avut o perioadă lungă de jumătate de eliminare (câteva săptămâni), oferind suficient timp de retenţie pentru imagistica µ-CT. Am dezvoltat mai multe CA non-toxice LNE cu diferite miezuri de ulei şi am examinat influenţa sarcinii de suprafaţă şi a dimensiunii particulelor asupra distribuţiei şi citotoxicităţii lor la şoareci **[80,81]**.

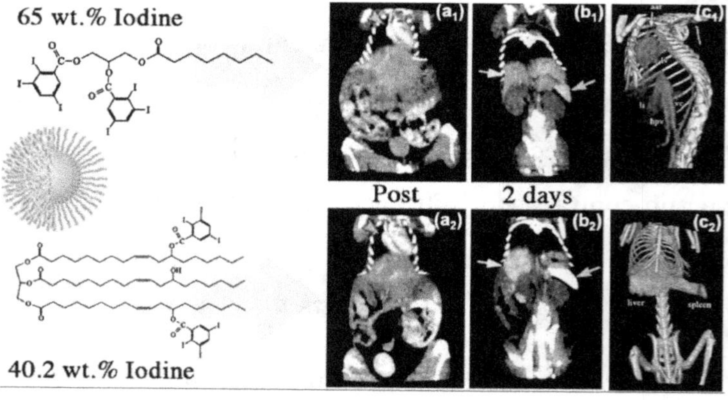

Fig. 10. (Stânga) Structurile chimice ale celor două uleiuri iodate şi caricaturile LNE. (Dreapta) Imagistica micro-CT a monogliceridelor iodate (a1un2) şi ulei de ricin iodat (b1,b2) LNE, in vivo, în momente

diferite după injectarea IV de CA. Fiecare imagine înfățișează o felie coronală a unui șoarece. Inima este marcată cu vârfuri de săgeți roșii, ficatul cu săgeți portocalii și splina cu săgeți albastre. Imagini de redare 3D ale monogliceridelor iodate CA (c1) care prezintă vascularizații sanguine clare după injectarea imediată și trigliceride iodate CA (c2) cu contrast ridicat de ficat și splină 24 h post-injectare. [78] 2018 American Chemical Society.

Hallouard et al. **[82]** au formulat LNE circulant lung din ulei etiidat, care a furnizat de 2,5 ori mai mult iod decât **Fenestra VC®**. Autorii au utilizat filtrarea tangențială pentru a reduce surfactanții reziduali în faza vrac (de la 10% în greutate la 1 greutate%) și picăturile concentrate (și iodul) în suspensia finală pentru a studia impactul surfactanților liberi asupra farmacocineticii și biodistribuției la șoareci. După cum se arată în Fig. 11, lipiodolul acționează ca miezul uleios al LNE-urilor și este înconjurat de un înveliș PEG (Fig. 11A) cu o dimensiune a particulelor de ~163 nm (Fig. 11B).

Cantitatea de surfactant s-a dovedit a influența calea de eliminare a LNEs, care a fost împărțită între ficat și rinichi. LNE-urile cu surfactant scăzut eliminate în cea mai mare parte prin rinichi și LNE-urile cu surfactant ridicat eliminate de ficat. În plus, timpul de înjumătățire al LNE a scăzut de la 4,1 ± 1,10 ore la 2,5 ± 0,77 ore la niveluri ridicate și, respectiv, scăzute de agenți tensioactivi. Ambele LNE au fost apoi injectate intravenos la șoareci, iar contrastul lor în organele principale (adică inima, ficatul, splina și vezica urinară) a fost monitorizat. Imagistica CT preclinică (Fig. 11C) a demonstrat îmbunătățirea contrastului după injectarea LNE, validând utilizarea lor ca CA eficiente.

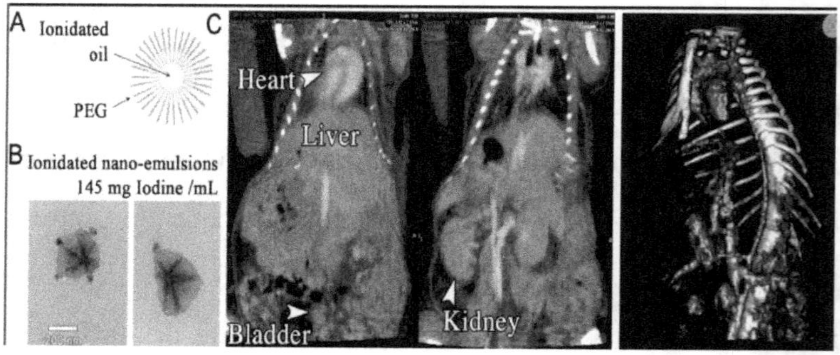

Fig. 11. (A) Reprezentare schematică a emulsiei nanodroplet. (B) micrografiile TEM ale AC LNE. (C) imaginile micro-CT (stânga) arată secțiuni ale ficatului, inimii, rinichilor și vezicii urinare la 30 min IV post-injectarea LNE-urilor iodate cu agent tensioactiv ridicat la șoareci și o reconstrucție 3D a întregului corp (dreapta) arată

scheletul şoarecelui (în alb) şi patul vascular (în roşu). [82] 2013 Elsevier.

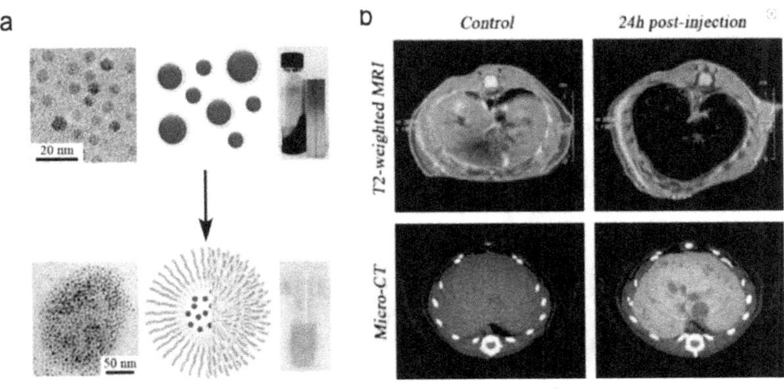

Fig. 12. (a) nanoemulsii formulate din uleiuri iodate care încapsulează SPION. (b) Imagistica in vivo la şoareci (secţiunea ficatului) arată în mod clar extincţia contrastului RMN şi îmbunătăţirea contrastului CT. [83] 2019 American Chemical Society.

În comparaţie cu PNB anorganice sau agenţii de contrast hidrofili clinici, care sunt excretaţi rapid prin rinichi, nanoemulsiile au o dimensiune mai mare, de obicei în jur de 100 nm, ceea ce le prelungeşte timpul de înjumătăţire în sânge. Căile de eliminare şi eliminare ale acestor picături depind de compoziţia lor.   În cazul α-tocoferol iodat **[76]**, nanoemulsiile se pot acumula puternic şi pot rămâne în ficat, specifice ţesuturilor sănătoase, similar cu NP-urile polimerice discutate anterior **[70]**. Acest lucru permite detectarea patologiei canceroase implantate în ficat prin colorare negativă, cu eficienţă ridicată. Fig. 13 ilustrează acest rezultat, permiţând acestor agenţi să monitorizeze cu precizie volumul tumorii în timp.

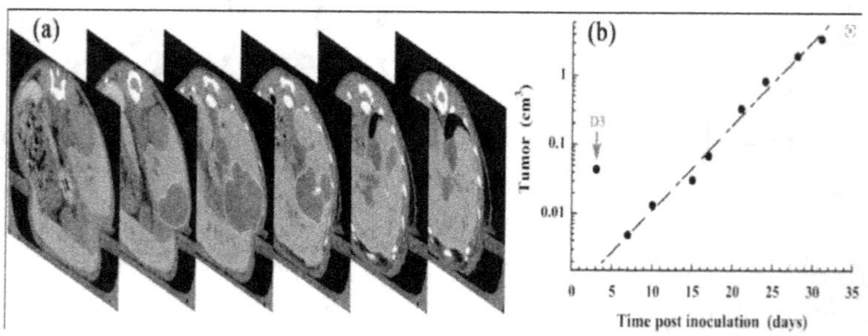

Fig. 13. Măsurarea cantitativă a volumului tumoral obţinut prin micro-CT, după injectarea intrahepatică a celulelor Huh-7 la şoareci şi administrarea IV a nanoemulsiilor de 2,3,5-triiodo α-tocoferil în ziua 0. (a) Felii transversale de ficat în diferite poziţii la şoareci în ziua 21, pentru a arăta ROI corespunzător tumorii (contur verde). (b) Evoluţia volumului tumoral în funcţie de timpul post-inoculare a celulelor Huh-7 (cu excepţia D3, corespunzător cavităţii de injectare). [76] 2017 Nature.

CAPITOLUL IV

4.1 Substanțe de contrast lipozomale

Lipozomii sunt particule lipidice bistrat care diferă de micele, care conțin doar un singur strat de lipide și un miez lipofil. Lipozomii, pe de altă parte, au un miez apos înconjurat de un bistrat lipidic, permițându-le să fie încărcate cu compuși hidrofili. În plus, ele oferă potențialul de a coîncărca diferite molecule, inclusiv agenți CT cu profiluri distincte de solubilitate. Lipozomii au fost utilizați pe scară largă pentru livrarea ICM pentru a permite forme cu acțiune îndelungată de ICM s [84].

În studiul lor, Kweon et al. au raportat formularea iopamidolului, un compus solubil în apă care a fost simultan co-încărcat cu ulei eciodat (Lipiodol) în interiorul lipozomilor (lipozomi I / L) și utilizat pentru a imagina ficatul de șobolan și aorta cu contrast superior lipozomilor iopamidol (I-lipozomi) și iopamidol liber [85]. CA lipozomal produs prin tehnica modificată de evaporare în fază inversă a fost centrat la 280 nm și conținea 49,2 mg I / ml.

În Fig. 14A, rezultatele arată că lipozomii I / L au obţinut un contrast CT hepatic maxim care a fost de 8,3 ori mai mare decât cel al soluţiei libere de iopamidol (50 vs 6 HU), depăşind I-lipozomii. Soluţia liberă de iopamidol nu a îmbunătăţit contrastul, în timp ce atât lipozomii I / L, cât şi I-lipozomii au demonstrat o creştere a contrastului splinei imediat după injectare, care a durat 62 h şi apoi a scăzut treptat până aproape de valoarea iniţială într-o săptămână. Atenuarea maximă a razelor X a fost înregistrată la 684 şi 298 HU pentru lipozomii I/L şi, respectiv, I, la 90 de minute după injectare. I/L- şi I-lipozomii au oferit, de asemenea, o îmbunătăţire imediată a contrastului în inimă, cu o creştere maximă a HU (94 faţă de 46 ΔHU), respectiv.

Cu toate acestea, au fost eliminate treptat din sânge, atingând nivelurile iniţiale la 62 de ore după injectare. observat un contrast semnificativ pentru soluţia de iopamidol liber. În schimb, soluţia liberă de iopamidol a îmbunătăţit imediat contrastul în rinichi, urmată de o scădere rapidă şi accentuată până aproape de valorile iniţiale la 100 min după injectare. Ambii agenţi de contrast lipozomali, cu toate acestea, îmbunătăţirea modestă a contrastului renal.

Fig. 14B reprezintă, de asemenea, opacifierea ficatului şi a splinei care a fost observată cu lipozomi I / L şi I-lipozomi, cu cea mai mică opacifiere observată cu soluţie de iopamidol liber. Rezultatele pentru contrastul cardiac au fost similare.

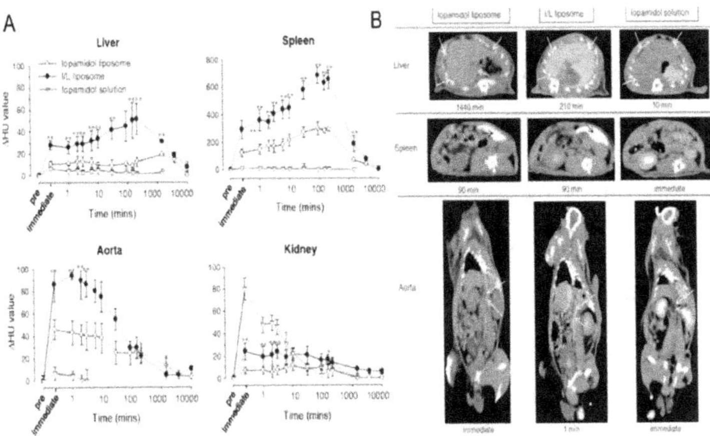

Fig. 14. Farmacocinetica a trei substanţe de contrast în ficat, splină, inimă şi rinichi obţinute după injectarea i.v. atât a I/L-lipozomilor, cât şi a soluţiei de iopamidol la 190 mg I/kg şi a lipozomului I la 108 mg I/kg, prin vena distală a cozii la şobolani (trei replici). (A) Modificări dependente de timp în îmbunătăţirea contrastului pentru fiecare organ. (B) Imagini CT transversale şi coronale reprezentative ale ficatului, splinei şi inimii la intervale diferite de timp după administrarea i.v. la şobolani. Fiecare imagine prezintă valoarea maximă HU. [85] 2010 Springer.

Majoritatea rapoartelor privind agenţii de contrast lipozomali descriu lipozomi simpli care încapsulează agenţi de contrast clinici hidrofili în interiorul veziculelor lipidice. Prin urmare, inovaţiile recente s-au concentrat în mare măsură pe dezvoltarea platformelor multifuncţionale, inclusiv a agenţilor de contrast multimodali şi/sau a aplicaţiilor teranostice **[88,89]**.

De exemplu, Xu et al. **[90]** au prezentat recent formulări de lipozomi trimodali care pot fi utilizaţi pentru imagistica CT, fluorescentă şi fotoacustică, cu proprietăţi imagistice remarcabile. Aceşti agenţi de contrast CT prezintă un $\Delta HU > 1500$, datorită concentraţiei lor ridicate de iod, şi se acumulează rapid şi specific în regiunea tumorală xenogrefă la şoareci.

După cum se arată în Fig. 15, formulările lipozomale din acest studiu includ, de asemenea, agentul fotodinamic mezo-tetrakis (4-sulfonatofenil) porfină (TPPS4), care, la iradierea specifică a regiunii tumorale, induce tratamentul acestei patologii.

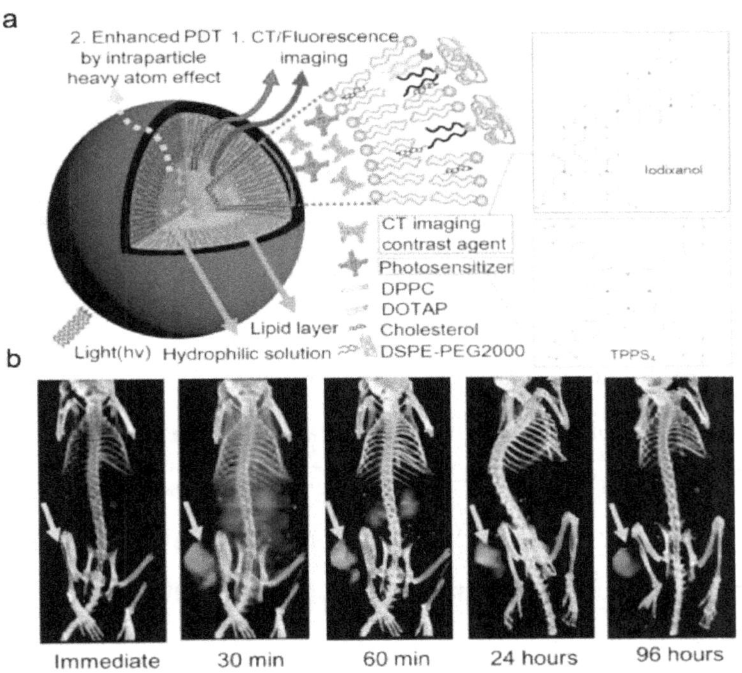

Fig. 15. Utilizarea lipozomilor care conțin agenți de contrast CT și fotosensibilizatori pentru imagistica xenogrefelor tumorale HeLa la șoareci. (a) Reprezentarea schematică a CA-urilor lipozomilor. (b) Imagine CT redată 3D a xenogrefelor tumorale cu săgeți care indică localizarea tumorii. [90] 2019 Ivyspring.

Lipozomii pot fi, de asemenea, capabili să încapsuleze nanoparticule metalice. Lipozomii care conțin nanoparticule metalice ultramici pot reprezenta o soluţie interesantă pentru echilibrarea clearance-ului renal eficient cu timpii de sânge. Multe nanoparticule metalice mici pot fi extrase în mod eficient şi, prin urmare, nu au dezavantajul acumulării pe termen lung a metalului în interiorul pacientului. Această filtrare renală rapidă înseamnă că timpii de circulaţie ai agentului sunt relativ scurţi în comparaţie cu particulele mai mari. Lipozomii încărcaţi cu particule metalice mici pot evita filtrarea renală suficient de mult timp pentru a obţine timpi imagistici prelungiţi, dar pot fi defalcaţi mai târziu pentru a permite filtrarea renală a particulelor mai mici din interiorul lor.

Numeroase studii au arătat încapsularea nanostructurilor de aur în lipozomi, de obicei în contextul administrării de medicamente fotoreceptive sau termoreceptive **[91]**, **[92]**, **[93]**, **[94]**. Mai puţine studii au explorat lipozomii încărcaţi cu nanoparticule metalice ca agenţi de contrast. Cu toate acestea, un raport recent ilustrează versatilitatea şi eficacitatea acestei abordări, deoarece nanoclusterii de aur încapsulaţi în lipozomi au prezentat o atenuare ridicată a razelor X cu eliberare fotodinamică de radiofrecvență a doxorubicinei coîncărcate **[95]**.

4.2 Agenți de contrast dendrimeri

Dendrimerii, în special poli(amido amina) (PAMAM), sunt macromolecule sintetice cu o structură ramificată organizată **[96]**. Dendrimerii sunt foarte modificabili cu grupuri funcționale extrem de versatile și abundente care pot fi modificate pentru o biocompatibilitate sporită. Dendrimerii au o solubilitate mai bună în diverși solvenți și o vâscozitate mai mică în aceleași condiții ca și polimerii liniari. Datorită versatilității lor, dendrimerii au fost explorați pentru diverse utilizări, cum ar fi livrarea genelor, chimioterapia, agenții de contrast RMN, schele pentru ingineria proteinelor, agenții de livrare a vaccinurilor, agenții antiinfecțioși și ca asistență pentru administrarea transdermică și orală a medicamentelor **[97]**. În plus, dendrimerii care conțin iod, aur, argint și gadoliniu au fost investigați pentru utilizarea lor potențială **[96,98]**. Dendrimerii pot fi, de asemenea, combinați cu nanoparticule metalice pentru a genera nanoparticule stabilizate cu dendrimer (DSNP), care combină capacitățile de atenuare a razelor X ale nanoparticulelor metalice cu greutatea moleculară reglabilă și versatilitatea dendrimerilor **[96]**.

O preocupare principală cu utilizarea agenților dendrimeri este potențialul lor de imunogenitate. Dendrimerii sunt, în general, suficient de mari pentru a acționa ca antigeni. Antigenicitatea și imunogenitatea agentului dendritic trebuie excluse la începutul stadiilor incipiente ale dezvoltării agentului **[97]**. Antigenicitatea semnificativă poate duce la șoc anafilactic, descalificând imediat agentul pentru utilizare la om. Mai mult, dendrimerii au intrinsec un raport mare suprafață/volum, o caracteristică asociată cu rezultate biologice nefavorabile în structurile nanodimensionate **[97]**. Dendrimerii cu anumite structuri, cum ar fi cele care conțin amine terminale, prezintă toxicitate dependentă de concentrație și, prin urmare, nu ar fi adecvați pentru utilizarea ca agent de contrast **[97]**. Prin urmare, chimia unui dendrimer specific trebuie examinată cu atenție înainte de a fi investigată ca potențial agent de contrast CT.

Un exemplu de utilizare a dendrimerilor pentru furnizarea ICM pentru a îmbunătăți durata scanării, a reduce toxicitatea renală şi a îmbunătăţi specificitatea este prin conjugarea moleculelor mici iodate, acidul 3-N-[(N,N-dimetilaminoacetil)amino]-a-etil-2,4,6-triiodobenzenpropanoic cu dendrimeri PAMAM de generaţia a patra (G4). Dendrimerii ioduraţi rezultaţi, [G-4-(DMAA-IPA)]37], cu o dimensiune de 2,4 nm, a atins un conţinut de iod de 33% în greutate şi a menţinut o solubilitate ridicată în apă [99]. Fu et al. **[100]** au sintetizat un set de polilizine dendritice pereche, simetrice, iniţiate dintr-un miez PEG mare (3000-12.000 g / mol) şi ulterior le-au conjugat cu triiodophthalamide. Datele imagistice CT in vivo au indicat faptul că conjugatele dendrimer iodate cu nucleu PEG au atins intensităţi ridicate de atenuare a razelor X, cu un timp de înjumătăţire de aproximativ 35 de minute la şobolani, solubilitate ridicată în apă, stabilitate chimică puternică şi îmbunătăţire intravasculară susţinută **[100]**. Mai mult, aşa cum este reprezentat în Fig. 16a, b, dendrimerii PAMAM de a treia şi a patra generaţie cu miezuri de etilendiamină au fost cuplaţi cu fracţiuni de tetraiodobenzen pentru a crea BPCA pentru utilizare în imagistica CT **[101]**. Mediile de contrast dendritice unimoleculare generate, cu dimensiuni cuprinse între 13 și 22 nm, sunt solubile în apă și prezintă o îmbunătățire semnificativă a contrastului, extinzând astfel timpul de înjumătățire sanguină, precum și imagistica vasculară și tumorală eficientă (Fig. 16c).

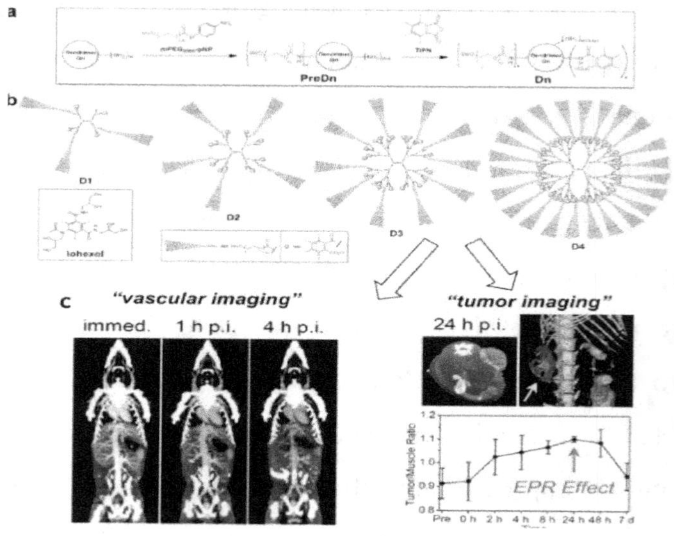

Fig. 16. (a) Strategia generală de sinteză și (b) reprezentări schematice ale agenților de contrast CT pe bază de dendrimer, D1-D4. (c) imagini micro-CT (secțiunea coronală) ale șoarecilor C57BL/6 la trei momente de timp (adică imediat, 1 oră și 4 ore post-injectare) (stânga) și imagistică tumorală (felii coronale și transversale) la 24 de ore post-injectare la șoareci nud BALB/c. Ambele au fost injectate cu agent CT dendrimer D2. [101] 2016 Elsevier.

Din punct de vedere structural, dendrimerii sunt similari cu micelele şi, prin urmare, prezintă limitări similare în ceea ce priveşte proprietăţile contrastante ale razelor X. Evoluţiile recente privind dendrimerii, în aceeaşi ordine de idei ca şi micelele şi lipozomii, descriu dendrimerii în care PNB au fost sintetizaţi in situ în miezul lor interior, pentru a fi utilizaţi în diagnosticarea ţintită. Aceste studii arată dovada conceptului pentru o astfel de tehnologie în direcţionarea diferitelor tipuri de celule tumorale in vitro [102] şi in vivo, inclusiv tumori xenogrefe [103,104], ganglioni limfatici [105] şi cancer de sân cu imagistică multimodală CT / RMN [106]. Ilustrate în Fig. 17, lucrările lui Lin et al. [107,108] prezintă studii de β-ciclodextrină-poli(ε-caprolactonă)-poli(2-aminoetil metacrilat)-poli[poli(etilenglicol) metil eter metacrilat] (β-CD-(PCL-PAEMA-PPEGMA)21) dendrimeri, denumiţi în articol micele unimoleculare.

Aceşti dendrimeri sunt capabili să sintetizeze nanoparticule de aur in situ, să co-încapsuleze un agent chimioterapeutic şi să controleze eliberarea acestuia prin modificarea pH-ului mediului (Fig. 17a). Studiul demonstrează fabricarea eficientă a dendrimerilor teranostici cu dimensiuni şi morfologie controlate (Fig. 17b). Comparativ cu un agent de contrast clinic hidrofil de referinţă (Omnipaque), dendrimerii prezintă o acumulare semnificativ mai mare în modelele tumorale la şoareci (Fig. 17c).

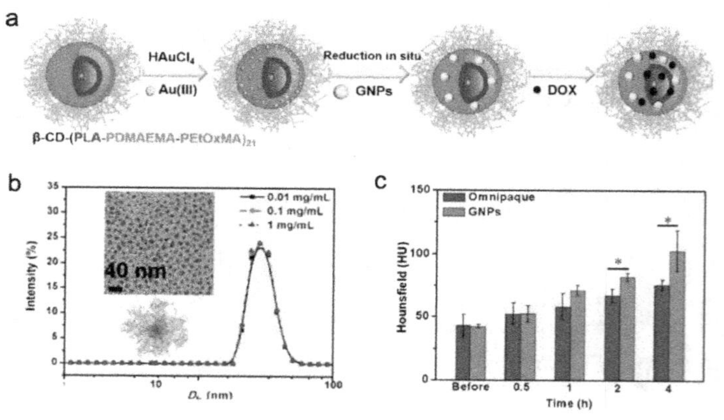

Fig. 17. (a) dendrimer schematic fabricat din β-CD-(PCL-PAEMA-PPEGMA)21 încărcate cu PNB şi doxorubicină încapsulatoare; (b) caracterizarea fizico-chimică, tabloul TEM şi măsurarea DLS; (c) Contrastul CT în modelul tumoral HepG2 xenogrefat ca studiu longitudinal, comparând injectarea agentului de contrast hidrofil model (Omnipaque) şi dendrimeri (notaţi ca PNB în figură). [107] 2017 Elsevier.

CAPITOLUL V

5.1 Aspecte practice ale administrării contrastului

O asistentă medicală de radiologie sau un tehnolog de radiologie poate administra medii de contrast intravenoase sub supravegherea generală a unui medic. Această politică se aplică pentru toate zonele din Departamentul de Radiologie și Imagistică Biomedicală în care se administrează medii de contrast iodate intravenos.

Pentru a asigura administrarea în condiții de siguranță a substanțelor de contrast, persoanele care administrează substanțele de contrast și cele care efectuează procedurile imagistice trebuie să înțeleagă indicațiile de utilizare a substanțelor de contrast, precum și potențialele efecte secundare (reacții de contrast) și gestionarea acestora.

Medicul supraveghetor trebuie să fie prezent fizic și disponibil pentru a asigura intervenția medicală imediată pentru a preveni sau a atenua rănirea pacientului în cazul unei reacții adverse de contrast.

Mediile de contrast intravenoase iodate sunt produse farmaceutice și au reacții adverse potențial periculoase și care pun viața în pericol.

Majoritatea reacțiilor majore și minore vor apărea la pacienții fără factori de risc cunoscuți. Practic, toate reacțiile care pun viața în pericol apar imediat sau în decurs de 20 de minute după injectarea contrastului.

Toate zonele în care se administrează contrast trebuie să fie echipate cu materiale de tratament de urgență necesare pentru tratamentul reacțiilor de contrast obișnuite.

5.2 Screening-ul pacientului înainte de administrarea contrastului iodat

Asistentele medicale, tehnologii și / sau radiologii care administrează medii de contrast iodate intravascular trebuie să evalueze mai întâi pacientul pentru factorii de risc care îi predispun la o reacție adversă la contrastul iodului. Acest lucru se realizează prin completarea formularului de screening al pacientului pentru contrastul iodat . Pacienții primesc, de asemenea, prospectul cu informații pentru pacient pentru CT în acest moment. Pacientul (sau părintele/tutorele acestuia) indică:

5.3 Reacții anterioare la medii de contrast iodate

Toate alergiile și reacțiile severe (atât medicamente, cât și alimente).

Dacă au vârsta de 60 de ani sau mai mult.

Antecedente de diabet, boli de rinichi, rinichi solitari sau transplant anterior de rinichi sau alt transplant.

5.4 Antecedente de hipertensiune arterială care necesită medicație

Utilizarea curentă a oricăror medicamente care conțin metformină.

Pentru femeile aflate la vârsta fertilă, dacă sunt sau pot fi gravide sau dacă alăptează.

Tehnologul revizuiește formularul și introduce data și valoarea celui mai recent eGFR (dacă este disponibil sau necesar).

5.5 Procesul administrativ pentru contrastul iodat

1.O comandă electronică pentru un studiu imagistic este plasată de un medic de trimitere în dosarul medical electronic. [2].

Echipa de radiologie va revizui ordinea studiului imagistic, va determina dacă studiul necesită administrarea contrastului iodat sau nu și va selecta un protocol imagistic adecvat. Acest protocol va fi urmat de tehnolog la efectuarea examinării. [3].La sosirea în departament, pacientul completează "Formularul de screening al pacientului pentru contrastul iodat". [3].RN / RT revizuiește formularul completat și notifică radiologul cu privire la orice contraindicații sau factori de risc gravi menționați. Farmacistul poate fi consultat dacă este necesar. [4].Majoritatea pacienților au un anumit grad de anxietate și frică în ceea ce privește procedurile imagistice. RN / RT întreabă pacientul cu privire la așteptările sale, explică procedura de contrast iodată și liniștește pacientul. Pacientului trebuie să i se ofere posibilitatea de a vorbi cu un radiolog dacă întrebările persistă sau anxietatea pare pronunțată. [5]. RN/RT verifică ordinele de administrare a contrastului, verifică cele cinci drepturi (pacientul potrivit, medicaţia potrivită, doza corectă, calea corectă, momentul potrivit). Dozajul este determinat de protocolul de scanare şi greutatea corporală conform recomandărilor producătorului. [6].Reacţiile minore tranzitorii, cum ar fi bufeurile calde şi alterarea simţului gustului, sunt frecvente. Înainte de a începe injectarea, RN / RT explică faptul că acestea pot apărea şi linişteşte pacientul.[7]

Permeabilitatea cateterului IV este verificată prin spălare cu soluţie salină normală 0,9% (folosind injectorul la aceeaşi rată ca şi injecţia de contrast reală). Dacă există rezistenţă, durere sau cateterul nu se spală, nu continuaţi. În caz contrar, conectaţi tubul de înaltă presiune umplut cu lichid la cateterul de la butucul cel mai apropiat de cateter. Fluxul de contrast este testat manual pentru a asigura permeabilitatea. Continuaţi cu injectarea contrastului.

La finalizarea injecţiei, cateterul este spălat cu soluţie salină normală de 10cc 0,9%, tubul de înaltă presiune este deconectat şi locul IV este inspectat pentru orice umflare sau indicaţie de extravazare. Pacientul este observat pentru orice indicații de reacție de contrast pe tot parcursul procesului administrativ.

5.6 Accesul vascular și utilizarea liniilor centrale și a porturilor la adulți

Administrarea intravenoasă a substanțelor de contrast pentru scanări CT sau RM îmbunătățite la adulți .

1. IV-uri periferice

2. PICCS (catetere centrale inserate periferic)

3. Porturi pentru piept

4. Linii centrale

5. Cateterele de dializă nu trebuie utilizate pentru administrarea substanțelor de contrast

6. Canule IV introduse în vena jugulară internă sau externă.

Accesul intravenos sigur, pentru injectarea contrastului intravenos, este vital în obținerea unor studii angiografice sau îmbunătățite cu contrast de înaltă calitate. Tehnica adecvată este utilizată pentru a evita complicațiile potențial grave ale extravazării mediilor de contrast și / sau emboliei aeriene. Atunci când se utilizează tehnica adecvată, mediul de contrast poate fi administrat în siguranță intravenos prin injector de putere, la debite mari de până la 5 ml/secundă. Un cateter IV periferic scurt în zona antecubitală sau antebraț este calea preferată pentru administrarea contrastului.

Medicii, asistentele medicale și tehnicienii radiologi pot introduce catetere IV periferice în brațul adult în scopul administrării contrastului. O linie intravenoasă periferică (calibru 20) în zona antecubitală sau antebraț este preferată atunci când sunt necesare injecții de putere la adulți. Deși cateterele de calibru 22 pot tolera debite de până la 5 ml / sec, cateterul de calibru 20 sau mai mare este preferabil pentru debite de 3 ml / sec sau mai mari. Atunci când se utilizează un cateter de calibru 22, tehnologul trebuie să ajusteze viteza de injectare la < 3,0 cc / sec la adulți (2,0 cc / sec. în pediatrie) pentru a se potrivi cateterului cu alezaj mai mic.

O mică linie periferică IV de calibru 24 poate fi utilizată numai pentru contrast prin injectare manuală.

Înainte de iniţierea injecţiei, poziţia vârfului cateterului trebuie verificată pentru reflux venos prin retragerea sângelui şi spălarea cu soluţie salină normală. Pentru testarea injecţiei de putere se poate utiliza o spălare de soluţie salină de testare. Trebuie utilizate proceduri standard pentru a goli seringa şi tubulatura de presiune de aer înainte de conectarea la cateter. Un pas critic în prevenirea extravazării semnificative este monitorizarea directă a locului puncţiei venoase prin palpare în timpul porţiunii iniţiale a injecţiei cu substanţă de contrast. Dacă nu se întâmpină nicio problemă în timpul injectării iniţiale, monitorizarea individuală a injecţiei iese din camera de scanare CT înainte de începerea scanării. Dacă este detectată extravazarea, injectarea este oprită imediat. Dacă pacientul se plânge de durere, injectarea trebuie oprită şi pacientul examinat pentru semne de extravazare.

PICC (catetere centrale inserate periferic

PICC-urile care sunt injectabile de putere sunt marcate clar "injectabile de putere" şi au un debit maxim imprimat pe lumenul cateterului sau pe butucul propriu-zis. Acestea pot fi injectate de putere de către un tehnician radiologic instruit, MD sau RN. şi trebuie utilizat numai în conformitate cu instrucţiunile producătorului, în prezenţa unui personal instruit corespunzător.

Aceste linii includ, dar nu se limitează la următoarele:

Linia PowerPICC de la BARD Access Systems

Power PICC este un cateter venos central purpuriu care a fost aprobat de **FDA** pentru injectarea de contrast la adulţi şi copii. Consultaţi marcajul de pe butucul cateterului pentru a determina viteza maximă de injectare şi pentru a alege lumenul corect pentru injecţia de putere. PICC-urile de putere de 4Fr lumen simplu, 5Fr lumen simplu sau dublu şi 6Fr lumen simplu sau dublu pot fi injectate la putere la 5 ml / sec şi o setare maximă a presiunii injectorului de putere de 300 psi.

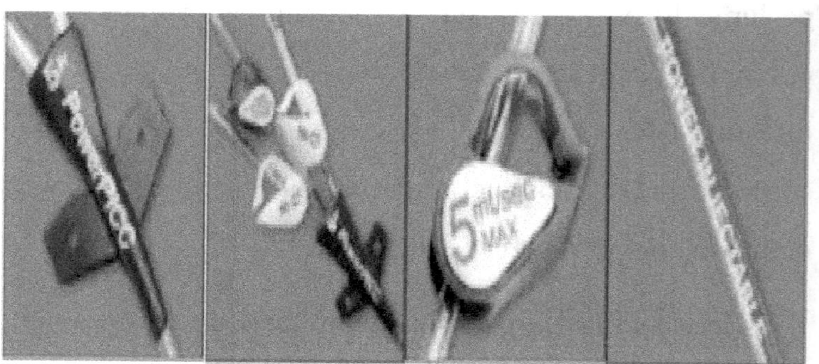

Cook Spectrum PICC

Linia cu butucul roşu trebuie utilizată pentru injecţia de putere. Toate extensiile tubului cateterului sunt etichetate cu numele portului, gabaritul şi volumul de spălare. Un lumen unic 4Fr poate fi injectat la 4mls/vezi, un lumen simplu 5Fr la 7 mls/sec şi un lumen dublu la 5 mls/sec la o limită maximă de presiune a injectorului de 325 psi.

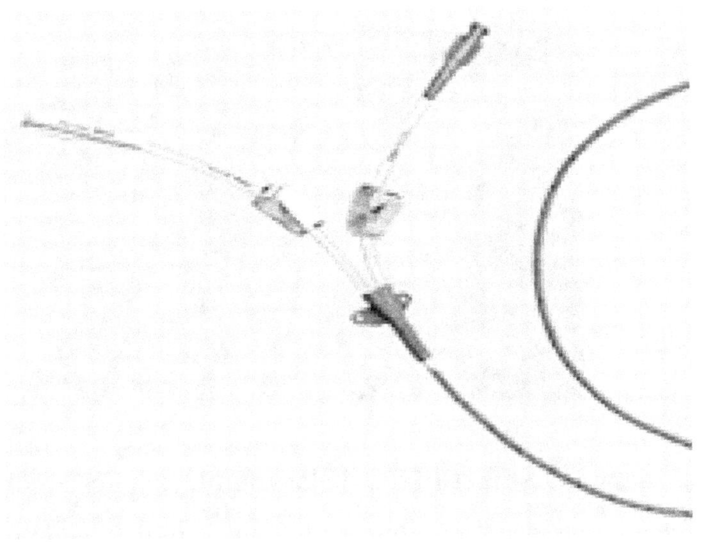

PICC injectabil Navilyst Power are max ml/sec marcat pe clema de pe lumenul lumenului injectabil de putere. În funcţie de lumenul cateterului, rata variază de la 3,5 ml/sec la 5 ml/sec la o presiune maximă a injectorului de putere de 300 psi. Are un tub de extensie clar pentru a vizualiza întoarcerea sângelui. Pacienţii pot veni cu această linie PICC plasată la un spital extern.

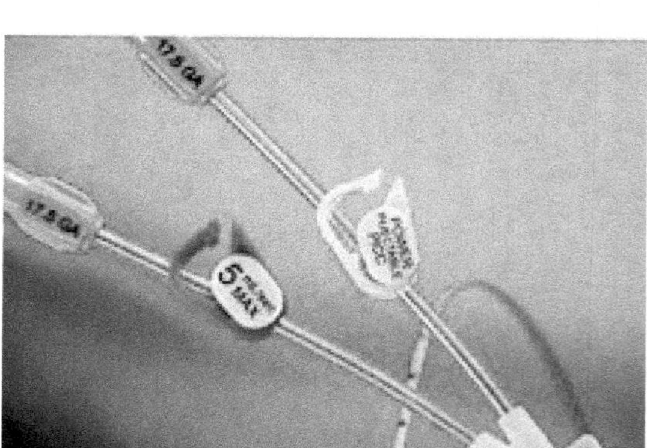

Morpheus Smart PICC de la AngioDynamics are max. ml/sec marcat pe clema lumenului lumenului injectabil de putere, care este de obicei de 5 ml/sec. Un pacient poate veni cu această linie PICC plasată la un spital extern.

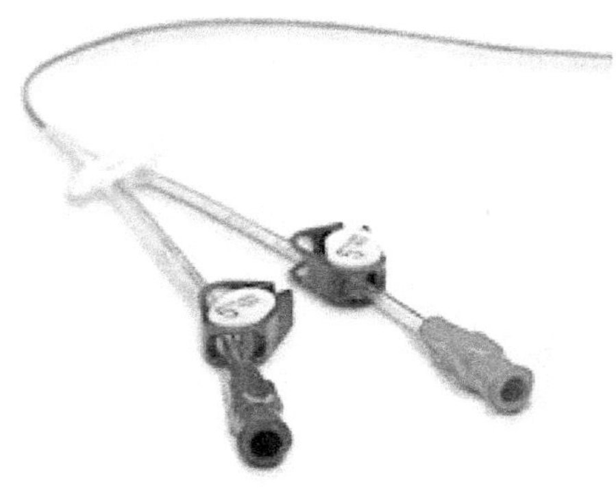

Porturi pentru piept

Smart Port de la AngioDynamics este un port de acces venos central subcutanat care este aprobat de FDA pentru injectarea de energie a contrastului. Are margini scobite distincte care pot fi palpate sau văzute pe o vedere CXR sau scout. Rețineți că "CT" este vizibil pe imaginea cu raze X a modelelor mai noi de porturi ca identificator că acest port este injectabil de putere. Este indicat pentru injectarea de putere a mediului de contrast de până la 5 ml/sec. și setarea limitei de presiune de 300 psi, atunci când este utilizat cu un ac Huber Gripper Plus. Acestea sunt condiționate RMN la 3 Tesla. Acesta este cel mai comun port toracic pentru adulți plasat în prezent la UCSF.

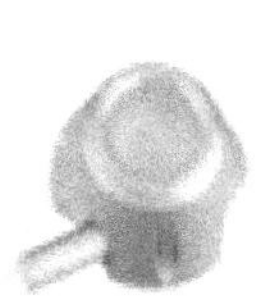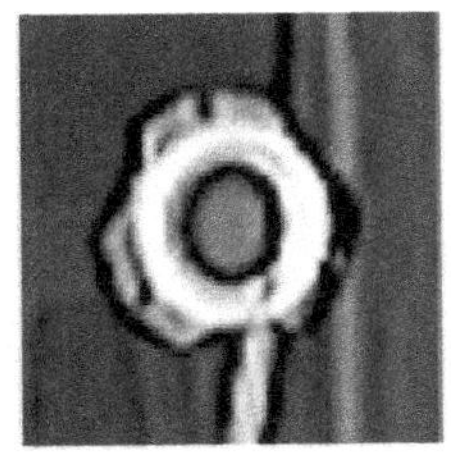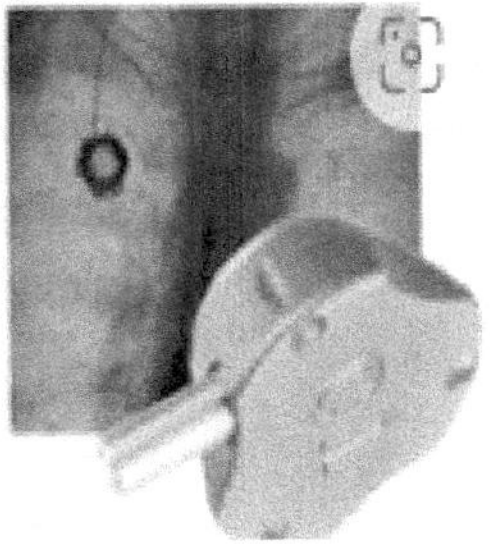

Smith Medical are un port **P.A.C.** de putere, care este injectabil cu putere de până la 5 ml / sec. atunci când este utilizat cu un ac Huber Gripper Plus Power P.A.C. Huber. Acestea sunt condiţionate RMN la 3 Tesla. Există porturi cu un singur lumen şi cu două lumeni care sunt injectabile de putere. Reţineţi că cuvântul "CT" este vizibil pe o imagine cu raze X a modelelor mai noi de porturi ca identificator că acest port este injectabil de putere.

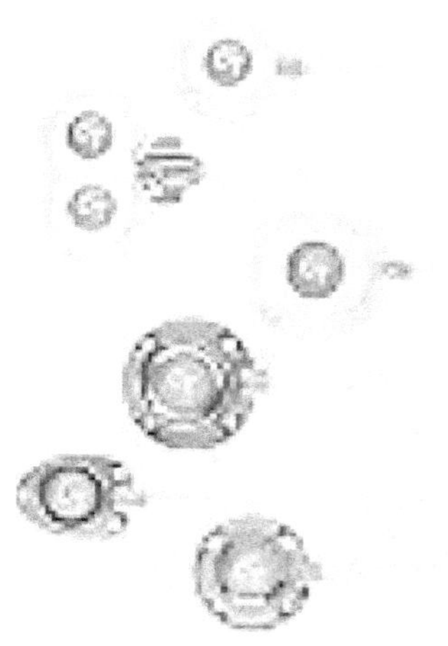
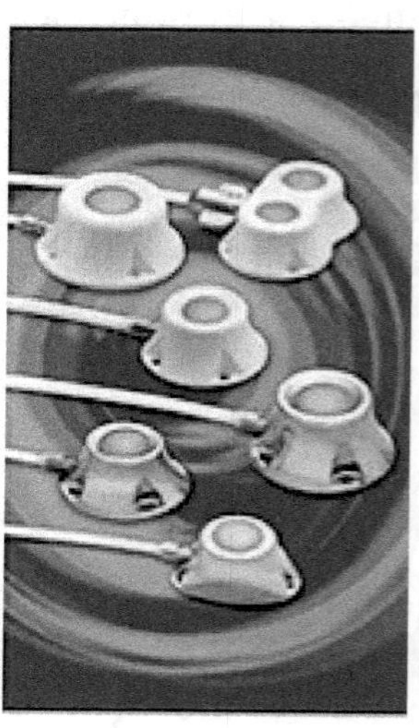

PowerPort by BARD este un port de acces venos central subcutanat care este aprobat de FDA pentru injectarea de energie a contrastului. Are o formă triunghiulară distinctivă care poate fi palpată (trei "umflături" palpabile aranjate într-un triunghi) sau văzută pe o vedere CXR sau scout (fie un triunghi rotunjit opac, fie un contur triunghiular cu literele "CT" sub triunghi). Este indicat pentru injectarea de putere a mediului de contrast de până la 5 ml/sec și o setare a limitei de presiune de 300 psi, atunci când este utilizat cu un ac Huber Gripper Plus. Există, de asemenea, PowerPorts dual-lumen de la BARD.

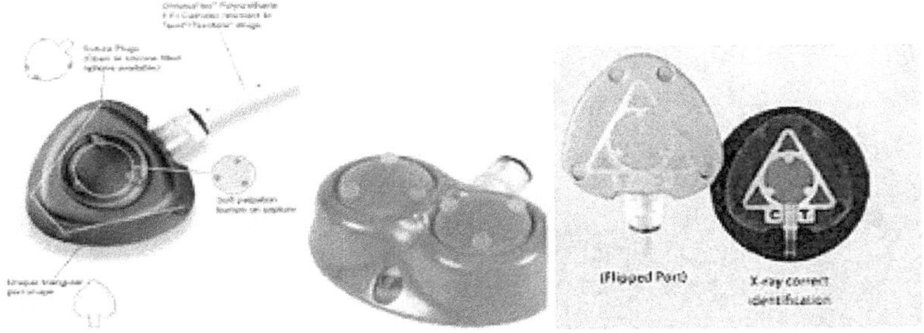

Linii centrale

CVC injectabil sub presiune ARROWgard Blue plus este injectabil sub presiune pentru scanarea CT de până la 10 ml / sec. Lumenul central este marcat cu max ml/sec pe butucul cateterului. Cuvintele "Fără CT" sunt marcate pe lumenul care nu trebuie utilizat pentru injectarea puterii

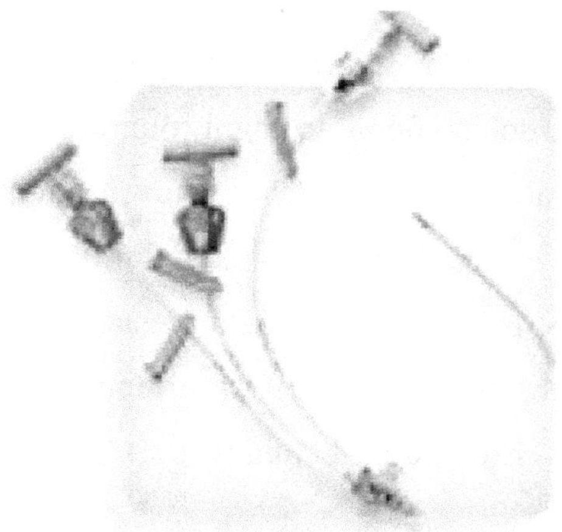

Cateterul Power Hickman de la BARD este un cateter venos central tunelat care poate fi injectat până la un debit maxim de 5 ml / sec. şi setarea limitelor de presiune de 300 psi.

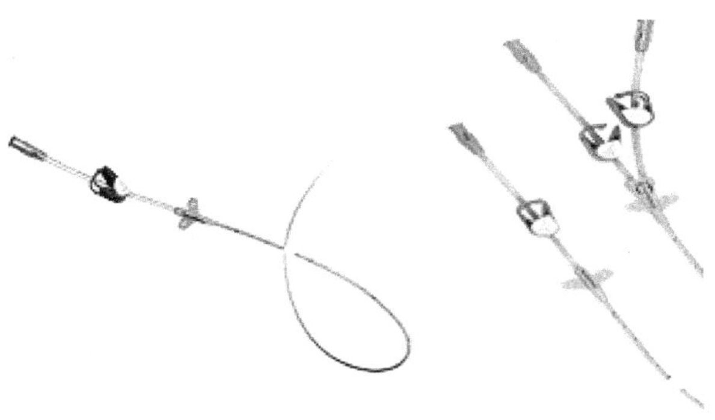

Power Hohn by BARD vine în catetere cu un singur lumen, dublu și triplu. Lumenul specific este marcat dacă este injectabil de putere, până la maximum 5 ml / sec la maximum 300 psi.

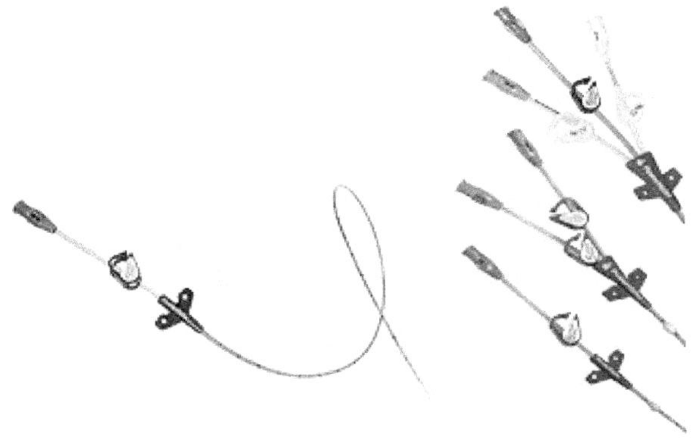

5.7 Informaţii generale privind efectele adverse ale contrastului iodat

Din punct de vedere istoric, cea mai mare preocupare cu privire la utilizarea contrastului iodat intravascular pentru studiile imagistice a fost posibilitatea ca contrastul să aibă un efect advers asupra funcţiei renale. Acest posibil efect advers a fost numit nefropatie indusă de contrast (CIN). Preocuparea pentru CIN îşi are rădăcinile în literatura de specialitate timpurie, sugerând o corelaţie între administrarea intravasculară de contrast iodat şi scăderea ulterioară a funcţiei renale (măsurată prin testele creatininei serice).

Cu toate acestea, aceste studii timpurii au fost limitate în mai multe moduri:

1) nu au inclus grupuri de control de pacienţi care nu au primit contrast iodat intravascular,

2) multe studii au fost efectuate în epoca mediilor de contrast osmolare înalte mai vechi, în timp ce mediile de contrast utilizate în prezent sunt universal scăzute sau izo-osmolare,

3) definiția CIN a variat între studii .

4) multe studii au evaluat efectele administrării intraarteriale a contrastului iodat, mai degrabă decât administrarea intravenoasă, așa cum se procedează în mod obișnuit pentru imagistica non-invazivă.

Având în vedere factorii de confuzie prezenți în aceste studii anterioare, Colegiul American de Radiologie a adoptat termenul de leziune renală acută post-contrast (PC-AKI) pentru orice deteriorare bruscă a funcției renale care apare în decurs de 48 de ore după administrarea intravasculară a contrastului iodat și rezervă termenul de nefropatie indusă de contrast (CIN) pentru PC-AKI care este cauzată de administrarea intravasculară a contrastului iodată.

5.8 Testarea creatininei și a RFGe(UREE) înainte de administrarea contrastului

Departamentul de Radiologie examinează în mod obișnuit pacienții supuși examinărilor CT pentru a identifica acei indivizi cu boală renală cronică și, prin urmare, cu risc potențial de leziuni renale acute și recomandă terapia de expansiune a volumului pentru a atenua riscul în acest subgrup.

În primul rând, dosarul medical electronic al pacientului este căutat pentru a determina dacă creatinina serică şi o rată estimată de filtrare glomerulară (eGFR) dobândită în ultimele 6 săptămâni sunt disponibile pentru pacienţii din ambulatoriu şi în ultimele 7 zile pentru pacienţii internaţi.

Dacă aceste informaţii nu sunt disponibile, informaţiile din formularul de screening al pacientului sunt revizuite, concentrându-se pe patru întrebări cheie pentru a identifica pacienţii care sunt cel mai probabil să aibă boală renală cronică subiacentă:

Care este vârsta ta actuală?

Ai diabet?

Aveţi hipertensiune arterială care necesită medicamente?

Aveţi ORICE probleme cu rinichii (cum ar fi transplantul, rinichiul unic, cancerul renal, chirurgia renală, dializa)?

Daca pacientul are varsta mai mica de 60 de ani si raspunde NU la intrebarile 2-4, se va administra IV contrast.

Dacă un pacient are vârsta peste 60 de ani și/sau răspunde DA la oricare dintre aceste întrebări, se va efectua o evaluare a funcției renale înainte de administrarea contrastului i.v.

5.9 Managementul reacțiilor acute de contrast

Reacțiile adverse acute la administrarea intravasculară a substanței de contrast iodate apar la < 1% dintre pacienți. Majoritatea reacțiilor sunt evenimente ușoare, care nu pun viața în pericol și care, de obicei, necesită doar observare, reasigurare și / sau măsuri de susținere. Evenimentele adverse severe și care pot pune viața în pericol apar rar (~ 0,04%) și imprevizibile.

Aproape toate reacțiile care pun viața în pericol apar în primele 20 de minute după injectarea substanței de contrast.

Reacțiile acute de contrast pot fi clasificate ca fiind alergice (de exemplu urticarie, bronhospasm, eritem, edem facial, edem laringian, șoc anafilactic) sau fiziologice (de exemplu greață/vărsături, hipertensiune arterială, reacții vasovagale, aritmie). Reacţiile sunt clasificate în continuare ca uşoare, moderate sau severe în natură .

Îngrijirea pacienţilor cu reacţii acute de contrast necesită o echipă pregătită, resurse adecvate disponibile pentru gestionarea imediată şi cunoştinţe despre cum să activaţi resurse suplimentare pentru a ajuta la îngrijirea pacienţilor grav bolnavi. Evaluarea iniţială a unui pacient care prezintă o reacţie acută de contrast ar trebui să includă o evaluare a modului în care arată pacientul, dacă pacientul poate vorbi şi cum sună vocea sa, o evaluare a respiraţiei pacientului şi măsurarea semnelor vitale.

După gestionarea unui eveniment advers acut la expunerea la contrast intravascular, este esenţial să se analizeze evenimentul şi să se determine dacă pacientul a prezentat o reacţie alergică. Reacţiile de tip alergic trebuie clasificate în continuare în funcţie de severitate. Cel mai important factor de risc pentru dezvoltarea unei reacţii alergice acute la contrastul iodat intravascular este o reacţie alergică anterioară la contrastul iodat intravascular.

5.10 Extravazarea contrastului

Extravazarea contrastului este injectarea extravasculară accidentală a mediului de contrast intravascular cauzată de dislocarea canulei, scurgerea contrastului de la locul puncţiei vasului sau ruperea peretelui vasului. Extravazarea contrastului este o complicaţie bine recunoscută, cu frecvenţe raportate de 0,25% (56/22.254), 0,7% (475/69.657) şi 0,9% (48/5.106) în trei serii CT mari în care au fost utilizate injectoare de putere [1-3].

Extravazarea provoacă, de obicei, o combinaţie de durere imediată, eritem şi umflături, dar, din fericire, acestea sunt de obicei autolimitante şi morbiditatea majoră pe termen lung este rară [4]. Cu toate acestea, pot apărea ulceraţii severe ale pielii şi subcutanate, iar extravazarea subfascială poate provoca sindrom de compartiment (semne şi simptome neurovasculare datorate volumului crescut în spaţiile închise formate de fascia profundă). Aceste complicatii majore pot aparea chiar si in cazul extravazarilor cu volum mic (< 10cc) .

5.11 Factori de risc şi prevenire

Copiii mici, vârstnicii şi pacienţii inconştienţi prezintă un risc mai mare de extravazare, parţial din cauza raportării reduse a durerii la locul injectării [4]. Alţi factori de risc sunt utilizarea unui alt loc de injectare decât fosa antecubitală, utilizarea unei canule venoase care a fost în loc de peste 24 de ore şi încercările multiple de acces venos [4, 6]

Când apare extravazarea, complicaţiile sunt mai severe la extremităţile cu circulaţie vasculară sau limfatică slabă (de exemplu, pe partea unei mastectomii anterioare cu radiaţii sau disecţie a ganglionilor limfatici) sau când extravazarea are loc pe partea dorsală a mâinii piciorului [4]. Pe baza acestor considerente şi realizând că prevenirea este cheia pentru evitarea extravazării contrastului, sunt sugerate următoarele ghiduri de practică:

Asiguraţi-vă că site-ul IV este selectat, plasat, securizat şi testat corespunzător. Asiguraţi-vă că vena nu este obstrucţionată atunci când repoziţionaţi braţul.

Luaţi în considerare un debit mai mic la pacienţii cu risc deosebit (în timp ce debitele ridicate nu par să crească riscul de extravazare, ele în timp ce duc la o acumulare mai rapidă de contrast extravazat) [3, 7].

Avertizați pacientul să raporteze imediat orice senzații neobișnuite la locul IV.

Observarea locului IV de către tehnolog pentru primele 10-20 de secunde ale injecției.

OPRIȚI injectarea dacă există ORICE îngrijorare sau problemă de extravazare.

5.12 Managementul extravazării

De îndată ce este detectată o extravazare, perfuzia de contrast trebuie oprită imediat, cateterul îndepărtat și radiologul local de supraveghere notificat. Extremitatea afectată trebuie ridicată deasupra inimii și compresele reci aplicate local. Radiologul care evaluează pacientul va decide dacă pacientul poate fi gestionat prin observație în radiologie timp de 1-2 ore sau necesită transferul la departamentul de urgență pentru o eventuală revizuire de către chirurgia plastică .

Indicațiile pentru transferul la Departamentul de Urgență includ vezicule pe piele, perfuzie tisulară modificată, creșterea durerii sau modificarea senzației distală față de locul extravazării.

Având în vedere că există doar o relație limitată între volumul extravazat și severitatea complicațiilor, s-a sugerat că "numai semnele și simptomele ar trebui utilizate ca criterii pentru consultația chirurgicală plastică și tratamentul suplimentar", iar trimiterea ED bazată exclusiv pe volumul extravazat este probabil nejustificată [2] .

În mod similar, efectuarea unui CT sau a unei radiografii a extremității pentru extravazare mare este de utilitate îndoielnică, cu excepția cazurilor în care extravazarea poate fi subfascială și poate provoca un sindrom de compartiment. Dacă pacientul este transferat la Departamentul de Urgență, pacientul trebuie escortat. Indiferent de planul de tratament, este esențial ca radiologul să comunice în mod corespunzător cu medicul de trimitere și cu departamentul de urgență.

Pacienții cu extravazare trebuie evaluați și asigurați de un radiolog și trimiși la Departamentul de Urgență dacă există vezicule pe piele, perfuzie tisulară modificată, durere crescută sau modificare a senzației distală față de locul extravazării. În toate cazurile, este esențial ca radiologul responsabil să comunice direct cu pacientul, medicul de trimitere și Departamentul de Urgență, după caz, și să documenteze aceste comunicări în raport sau în dosarul medical.

Concluzie

Pe scurt, evoluția agenților de contrast radiografici a stagnat în ultimele decenii. Agenții actuali sunt eficienți, dar vin cu o serie de riscuri. Nefrotoxicitatea rămâne cel mai grav defect al agenților disponibili în prezent, iar dezvoltarea agenților radiocontrast siguri pentru rinichi este extrem de necesară. În plus, agenții de radiocontrast actuali sunt eliminați rapid din bazinul sanguin, necesită volume mari de dozare, pot afecta disfuncția tiroidiană și, ocazional, pot provoca răspunsuri imune severe.

Căile de progres includ o serie de platforme de nanoparticule. Nanoparticulele de orice tip pot fi făcute suficient de mari pentru a evita filtrarea glomerulară la rinichi, ceea ce permite timpi imagistici mai lungi, precum şi o scădere sau eliminare a nefrotoxicităţii. Agenţii cu raze X cu nanoparticule pot utiliza, de asemenea, atât direcţionarea pasivă, cât şi cea activă, astfel încât tumorile sau ţesuturile de interes să poată fi distinse mai uşor. Platformele de nanoparticule, cum ar fi cele enumerate aici, oferă nu numai posibilitatea de a crea agenţi de contrast mai siguri, ci şi agenţi de contrast care permit practicienilor să ia diagnostice mai precise şi decizii de tratament mai bine informate.

Nanoparticulele pot fi, de asemenea, proiectate astfel încât să nu traverseze bariera placentară sau să fie transferate în laptele matern, o îmbunătăţire practică serioasă faţă de agenţii actuali. De asemenea, este posibil ca agenţii de contrast avansaţi ai nanoparticulelor să transmită chiar efecte terapeutice pentru a completa utilizarea lor diagnostică. Fiecare tip de nanoparticulă investigată ca platformă de radiocontrast are propriile avantaje. Nanoparticulele micelare, liposomale şi metalice au prezentat fiecare profiluri de siguranță acceptabile în modelele murine cel puțin o dată. Dendrimerii au fost investigați mai puțin amănunțit, dar oferă și proprietăți interesante și unice. În ceea ce privește generarea de noi agenți cu molecule mici, sunt necesare cercetări suplimentare.

Cauzele exacte ale CIN rămân doar parțial înțelese, iar dezvoltarea agenților nefrocompatibili cu molecule mici va depinde probabil de o înțelegere mai completă a mecanismelor nefrotoxicității. Există o nevoie clară de agenți de contrast mai siguri, cu timpi de imagistică mai lungi și volume de dozare mai mici. Cu toate acestea, este demn de remarcat faptul că traducerea clinică se bazează în primul rând pe dezvoltarea tehnologiilor non-toxice, biocompatibile și biodegradabile. Având în vedere numărul de studii de cercetare și varietatea nanoparticulelor, un agent de contrast al nanoparticulelor care îndeplinește aceste criterii este cu siguranță la orizont. Dezvoltarea unui agent de nanoparticule care să îndeplinească această nevoie ar avea potențialul de a aduce beneficii pentru milioane de pacienți din întreaga lume și, prin urmare, ar trebui puternic încurajată.

Bibliografie

Cap. I

1. William Alexander Newman Dorland. Dorland's Illustrated Medical Dictionary. (2007) ISBN: 9781416023647

2. Benet L. Effect of Route of Administration and Distribution on Drug Action. J Pharmacokinet Biopharm. 1978;6(6):559-85. doi:10.1007/BF01062110

3. Jitendra, Sharma P, Bansal S, Banik A. Noninvasive Routes of Proteins and Peptides Drug Delivery. Indian J Pharm Sci. 2011;73(4):367-75. doi:10.4103/0250-474X.95608

4. Martínez-Gómez J, Johansen P, Erdmann I, Senti G, Crameri R, Kündig T. Intralymphatic Injections as a New Administration Route for Allergen-Specific Immunotherapy. Int Arch Allergy Immunol. 2009;150(1):59-65. doi:10.1159/000210381

5. Peralta O, Diaz S, Croxatto H. Subdermal Contraceptive Implants. J Steroid Biochem Mol Biol. 1995;53(1-6):223-6. doi:10.1016/0960-0760(95)00051-z

Cap. II-III-IV

[1] W.C. Röntgen On a new kind of rays Science, 3 (59) (1896), pp. 227-231

[2] R.D. Aycock, L.M. Westafer, J.L. Boxen, N. Majlesi, E.M. Schoenfeld, R.R. Bannuru

Acute kidney injury after computed tomography: a meta-analysis Ann. Emerg. Med., 71 (1) (2018) 44-53.e4

[3] D.T. Ginat, R. Gupta Advances in computed tomography imaging technology

Annu. Rev. Biomed. Eng., 16 (1) (2014), pp. 431-453

[4] H. Lusic, M.W. Grinstaff X-ray-computed tomography contrast agents Chem. Rev., 113 (3) (2013), pp. 1641-1666

[5] W. Krause Delivery of diagnostic agents in computed tomography Adv. Drug Deliv. Rev., 37 (1) (1999), pp. 159-173

[6] J.L. Wichmann, R.W. Katzberg, S.E. Litwin, P.L. Zwerner, C.N. De Cecco, T.J. Vogl, P. Costello, U.J. Schoepf Contrast-induced nephropathy Circulation, 132 (20) (2015), pp. 1931-1936

[7] N. Lee, S.H. Choi, T. Hyeon Nano-sized CT contrast agents Adv. Mater., 25 (19) (2013), pp. 2641-2660

[8] J.C. Hsu, L.M. Nieves, O. Betzer, T. Sadan, P.B. Noël, R. Popovtzer, D.P. Cormode

Nanoparticle contrast agents for X-ray imaging applications WIREs Nanomed. Nanobiotechnol., 12 (6) (2020), p. e1642

[9] J.D. Howell The CT scan after 50 years — continuity and change N. Engl. J. Med., 385 (2) (2021), pp. 104-105

[10] M.F. Bellolio, H.C. Heien, L.R. Sangaralingham, M.M. Jeffery, R.L. Campbell, D. Cabrera, N.D. Shah, E.P. Hess Increased computed tomography utilization in the emergency department and its association with hospital admission

West J. Emerg. Med., 18 (5) (2017), pp. 835-845

[11] J.T. Bushberg, J.A. Seibert, E.M. Leidholdt Jr., J.M. Boone The Essential Physics of Medical Imaging (2012)

[12] B. Heismann, J. Leppert, K. Stierstorfer Density and atomic number measurements with spectral x-ray attenuation method J. Appl. Phys., 94 (3) (2003), pp. 2073-2079

[13] F. Albayedh, J.C.L. Chow Monte Carlo simulation on the imaging contrast enhancement in nanoparticle-enhanced radiotherapy J. Med. Phys., 43 (3) (2018), pp. 195-199

[14] J. Kim, A.B. Silva, J.C. Hsu, P.S.N. Maidment, N. Shapira, P.B. Noël, D.P. Cormode

Radioprotective garment-inspired biodegradable polymetal nanoparticles for enhanced CT contrast production Chem. Mater., 32 (1) (2020), pp. 381-391

[15] C.C. Pieper, S. Hur, C.-M. Sommer, G. Nadolski, G. Maleux, J. Kim, M. Itkin

Back to the future: lipiodol in lymphography—from diagnostics to theranostics Invest. Radiol., 54 (9) (2019), pp. 600-615

[16] M.S. Kinch, P.K. Woodard Analysis of FDA-approved imaging agents Drug Discov. Today, 22 (7) (2017), pp. 1077-1083

[17] D. Diaz, M. Quesada, C. García-Avilés, G. Nuñez, M.T. JI, N. Ortega-Rodríguez, P. Vilchez, L. Sánchez-Morillas, T.J. MJ Clinical practice guidelines for diagnosis and management of hypersensitivity reactions to contrast media J. Investig. Allergol. Clin. Immunol., 26 (3) (2016), pp. 144-155 quiz 2 p following 155

[18] E.M. Levy, C.M. Viscoli, R.I. Horwitz The effect of acute renal failure on mortality: a cohort analysis JAMA, 275 (19) (1996), pp. 1489-1494

[19] T.L. King, M.L. Sole

Preventing renal complications from the use of contrast agents: focus on at-risk patients

AJN, 105 (11) (2005)72AA-72EE

[20] K. Nash, A. Hafeez, S. Hou Hospital-acquired renal insufficiency Am. J. Kidney Dis., 39 (5) (2002), pp. 930-936

[21] D. Murphy, C.E. McCulloch, F. Lin, T. Banerjee, J.L. Bragg-Gresham, M.S. Eberhardt, H. Morgenstern, M.E. Pavkov, R. Saran, N.R. Powe Trends in prevalence of chronic kidney disease in the United States Ann. Intern. Med., 165 (7) (2016), pp. 473-481

[22] I. Goldenberg, S. Matetzky Nephropathy induced by contrast media: pathogenesis, risk factors and preventive strategies CMAJ, 172 (11) (2005), pp. 1461-1471

[23] C. Brede, V. Labhasetwar Applications of nanoparticles in the detection and treatment of kidney diseases Adv. Chronic Kidney Dis., 20 (6) (2013), pp. 454-465

[24] S.Y. Lee, C.M. Rhee, A.M. Leung, L.E. Braverman, G.A. Brent, E.N. Pearce A review: radiographic iodinated contrast media-induced thyroid dysfunction J. Clinic. Endocrinol. Metabol., 100 (2) (2015), pp. 376-383

[25] M.A. Bettmann Frequently asked questions: iodinated contrast agents Radiographics, 24 (suppl_1) (2004), pp. S3-S10

[26] S. Morcos Acute serious and fatal reactions to contrast media: our current understanding

Br. J. Radiol., 78 (932) (2005), pp. 686-693

[27] P. Rasuli, I. Hammond Metformin and contrast media: where is the conflict? Can. Assoc. Radiol. J., 49 (3) (1998), p. 161

[28] B. Olsson, A. Aulie, K. Sveen, E. Andrew Human pharmacokinetics of iohexol. A new nonionic contrast medium Invest. Radiol., 18 (2) (1983), pp. 177-182

[29] L.E. Cole, R.D. Ross, J.M. Tilley, T. Vargo-Gogola, R.K. Roeder Gold nanoparticles as contrast agents in x-ray imaging and computed tomography Nanomedicine, 10 (2) (2015), pp. 321-341

[30] P. Aspelin, M.F. Bellin, J.å. Jakobsen, J.A.W. Webb Classification and terminology

H.S. Thomsen, J.A.W. Webb (Eds.), Contrast Media: Safety Issues and ESUR Guidelines, Springer, Berlin Heidelberg, Berlin, Heidelberg (2009), pp. 3-9

[31] L.-G. Wistrand, A. Rogstad, G. Hagelin, L. Roed, I. Oulie, A. Gram, P. Evans, H. Rasmussen, D. Grant, P. Iveson, B. Newton, M. Thaning GE-145, a new low-osmolar dimeric radiographic contrast medium Acta Radiol., 51 (9) (2010), pp. 1014-1020

[32] G. Healthcare Safety study of GE-145 320mg I/mL injection vs. iopamidol 370mg I/mL in elderly subjects undergoing coronary procedure ClinicalTrials.gov (2018)

[33] D. Tang, X. Zhao, T. Yang, C. Wang Paclitaxel prodrug based mixed micelles for tumor-targeted chemotherapy RSC Adv., 8 (1) (2018), pp. 380-389

[34] Z. He, X. Wan, A. Schulz, H. Bludau, M.A. Dobrovolskaia, S.T. Stern, S.A. Montgomery, H. Yuan, Z. Li, D. Alakhova A high capacity polymeric micelle of paclitaxel: implication of high dose drug therapy to safety and in vivo anti-cancer activity Biomaterials, 101 (2016), pp. 296-309

[35] V.P. Torchilin

PEG-based micelles as carriers of contrast agents for different imaging modalities Adv. Drug Deliv. Rev., 54 (2) (2002), pp. 235-252

[36] J. Kim, D. Bar-Ness, S. Si-Mohamed, P. Coulon, I. Blevis, P. Douek, D.P. Cormode

Assessment of candidate elements for development of spectral photon-counting CT specific contrast agents Sci. Rep., 8 (1) (2018), p. 12119

[37] S.A. Si-Mohamed, M. Sigovan, J.C. Hsu, V. Tatard-Leitman, L. Chalabreysse, P.C. Naha, T. Garrivier, R. Dessouky, M.

Carnaru, L. Boussel, D.P. Cormode, P.C. Douek

In vivo molecular K-edge imaging of atherosclerotic plaque using photon-counting CT

Radiology, 300 (1) (2021), pp. 98-107

[38] D.P. Cormode, P.C. Naha, Z.A. Fayad Nanoparticle contrast agents for computed tomography: a focus on micelles Contrast Media Mol. Imaging, 9 (1) (2014), pp. 37-52

[39] P.C. Naha, K.C. Lau, J.C. Hsu, M. Hajfathalian, S. Mian, P. Chhour, L. Uppuluri, E.S. McDonald, A.D. Maidment, D.P. Cormode Gold silver alloy nanoparticles (GSAN): an imaging probe for breast cancer screening with dual-energy mammography or computed tomography

Nanoscale, 8 (28) (2016), pp. 13740-13754

[40] S. Siddique, J.C.L. Chow Application of nanomaterials in biomedical imaging and cancer therapy Nanomaterials, 10 (9) (2020), p. 1700

[41] J. Hainfeld, D. Slatkin, T. Focella, H. Smilowitz Gold nanoparticles: a new X-ray contrast agent Br. J. Radiol., 79 (939) (2006), pp. 248-253

[42] J.C.L. Chow Evaluation of the risk and benefit of using functionalized nanomaterials as contrast agents in image-guided radiotherapy: a Monte Carlo study on the imaging dose and contrast enhancement Handbook of Functionalized Nanomaterials, Elsevier (2021), pp. 281-308

[43] J.A. Moore, J.C.L. Chow Recent progress and applications of gold nanotechnology in medical biophysics using artificial intelligence and mathematical modeling Nano Express, 2 (2) (2021), Article 022001

[44] C.H.J. Choi, J.E. Zuckerman, P. Webster, M.E.

Davis Targeting kidney mesangium by nanoparticles of defined size Proc. Natl Acad. Sci., 108 (16) (2011), pp. 6656-6661

[45] S. Khademi, S. Sarkar, A. Shakeri-Zadeh, N. Attaran, S. Kharrazi, M.R. Ay, H. Azimian, H. Ghadiri Targeted gold nanoparticles enable molecular CT imaging of head and neck cancer: an in vivo study Int. J. Biochem. Cell Biol., 114 (2019), Article 105554

[46] J.-j. Fu, J.-j. Guo, A.-p. Qin, X.-y. Yu, Q. Zhang, X.-p. Lei, Y.-g. Huang, M.-y. Chen, J.-x. Li, Y. Zhang Bismuth chelate as a contrast agent for X-ray computed tomography J. Nanobiotechnol., 18 (1) (2020), pp. 1-1.

[47] Y.-S. Chen, Y.-C. Hung, I. Liau, G.S. Huang Assessment of the in vivo toxicity of gold nanoparticles Nanoscale Res. Lett., 4 (8) (2009), pp. 858-864

[48] K.I. David, T.S. Ravikumar, S. Sethuraman, U.M. Krishnan Development and evaluation of a multi-functional organic–inorganic nanotheranostic hybrid for pancreatic cancer therapy Biomed. Mater., 16 (5) (2021), Article 055016

[49] J. Chow, C. Santiago DNA damage of iron-gold nanoparticle heterojunction irradiated by kV photon beams: a Monte Carlo study Appl. Sci., 13 (2023), p. 8942

[50] H. Yang, J. Zhao, D. Li, Y. Cao, F. Li, J. Ma, P. Liu Application of silver nanotriangles as a novel contrast agent in tumor computed tomography imaging Nanotechnology, 32 (49) (2021), Article 495705

[51] L.M. Nieves, K. Mossburg, J.C. Hsu, A.D.A. Maidment, D.P. Cormode Silver chalcogenide nanoparticles: a review of their biomedical applications Nanoscale, 13 (46) (2021), pp. 19306-19323

[52] L.M. Nieves, Y.C. Dong, D.N. Rosario-Berríos, K. Mossburg, J.C. Hsu, G.M. Cramer, T.M. Busch, A.D.A. Maidment, D.P. Cormode Renally excretable silver telluride nanoparticles as contrast agents for X-ray imaging ACS Appl. Mater. Interfaces, 14 (30) (2022), pp. 34354-34364

[53] J.C. Hsu, E.D. Cruz, K.C. Lau, M. Bouché, J. Kim, A.D.A. Maidment, D.P. Cormode

Renally excretable and size-tunable silver sulfide nanoparticles for dual-energy mammography or computed tomography Chem. Mater., 31 (19) (2019), pp. 7845-7854

[54] P.F. FitzGerald, M.D. Butts, J.C. Roberts, R.E. Colborn, A.S. Torres, B.D. Lee, B.M. Yeh, P.J. Bonitatibus Jr. A proposed computed tomography contrast agent using carboxybetaine zwitterionic tantalum oxide nanoparticles: imaging, biological, and physicochemical performance Invest. Radiol., 51 (12) (2016), pp. 786-796

[55]

C. Ji, M. Zhao, C. Wang, R. Liu, S. Zhu, X. Dong, C. Su, Z. Gu Biocompatible tantalum nanoparticles as radiosensitizers for enhancing therapy efficacy in primary tumor and metastatic sentinel lymph nodes ACS Nano, 16 (6) (2022), pp. 9428-9441

[56] H.N. Cardinal, D.W. Holdsworth, M. Drangova,

B.B. Hobbs, A. Fenster Experimental and theoretical x-ray imaging performance comparison of iodine and lanthanide contrast agents Med. Phys., 20 (1) (1993), pp. 15-31

[57] J. Ramalho, R. Semelka, M. Ramalho, R. Nunes, M. AlObaidy, M. Castillo Gadolinium-based contrast agent accumulation and toxicity: an update Am. J. Neuroradiol., 37 (7) (2016), pp. 1192-1198

[58] C. Cruje, P.J. Dunmore-Buyze, E. Grolman, D.W. Holdsworth, E.R. Gillies, M. Drangova

PEG-modified gadolinium nanoparticles as contrast agents for in vivo micro-CT Sci. Rep., 11 (1) (2021), pp. 1-11

[59] J.C. Hsu, P.C. Naha, K.C. Lau, P. Chhour, R. Hastings, B.F. Moon, J.M. Stein, W.R.T. Witschey, E.S. McDonald, A.D.A. Maidment, D.P. Cormode An all-in-one nanoparticle (AION) contrast agent for breast cancer screening with DEM-CT-MRI-NIRF imaging Nanoscale, 10 (36) (2018), pp. 17236-17248

[60] S. Bontha, A.V. Kabanov, T.K. Bronich Polymer micelles with cross-linked ionic cores for delivery of anticancer drugs J. Controlled Release, 114 (2) (2006), pp. 163-174

[61] V.S. Trubetskoy, G.S. Gazelle, G.L. Wolf, V.P. Torchilin Block-copolymer of polyethylene glycol and polylysine as a carrier of organic iodine: design of long-circulating particulate contrast medium for X-ray computed tomography J. Drug Target,, 4 (6) (1997), pp. 381-388

[62] V.P. Torchilin, M.D. Frank-Kamenetsky, G.L. Wolf CT visualization of blood pool in rats by using long-circulating, iodine-containing micelles Acad. Radiol., 6 (1) (1999), pp. 61-65

[63]

Z. Wang, T. Chang, L. Hunter, A.M. Gregory, M. Tanudji, S. Jones, M.H. Stenzel Radio-opaque micelles for X-ray imaging Aust. J. Chem., 67 (1) (2014), pp. 78-84

[64] D. Xiong, X. Zhang, S. Peng, H. Gu, L. Zhang

Smart pH-sensitive micelles based on redox degradable polymers as DOX/GNPs carriers for controlled drug release and CT imaging Colloids Surf. B, 163 (2018), pp. 29-40

[65] C. McQuade, A. Al Zaki, Y. Desai, M. Vido, T. Sakhuja, Z. Cheng, R.J. Hickey, D. Joh, S.-J. Park, G. Kao, J.F. Dorsey, A. Tsourkas

A multifunctional nanoplatform for imaging, radiotherapy, and the prediction of therapeutic response Small, 11 (7) (2015), pp. 834-843

[66] H. Deng, Y. Zhong, M. Du, Q. Liu, Z. Fan, F. Dai, X. Zhang Theranostic self-assembly structure of gold nanoparticles for NIR photothermal therapy and X-ray computed tomography imaging Theranostics, 4 (9) (2014), pp. 904-918

[67] J. Wallyn, N. Anton, C.A. Serra, M. Bouquey, M. Collot, H. Anton, J.L. Weickert, N. Messaddeq, T.F. Vandamme A new formulation of poly(MAOTIB) nanoparticles as an efficient contrast agent for in vivo X-ray imaging Acta Biomater., 66 (2018), pp. 200-212

[68] G. Wang, K. Qian, X. Mei A theranostic nanoplatform: magneto-

gold@fluorescence polymer nanoparticles for tumor targeting T1&T2-MRI/CT/NIR fluorescence imaging and induction of genuine autophagy mediated chemotherapy Nanoscale, 10 (22) (2018), pp. 10467-10478

[69] R. Cheheltani, R.M. Ezzibdeh, P. Chhour, K. Pulaparthi, J. Kim, M. Jurcova, J.C. Hsu, C. Blundell, H.I. Litt, V.A. Ferrari, H.R. Allcock, C.M. Sehgal, D.P. Cormode Tunable, biodegradable gold nanoparticles as contrast agents for computed tomography and photoacoustic imaging Biomaterials, 102 (2016), pp. 87-97

[70] D. Yoo, W. Jung, Y. Son, S. Jon Glutathione-responsive gold nanoparticles as computed tomography contrast agents for hepatic diseases ACS Appl. Bio Mater., 4 (5) (2021), pp. 4486-4494

[71] E. Li, X. Cheng, Y. Deng, J. Zhu, X. Xu, P.E. Saw, H. Gu, C. Ge, Y. Pan Fabrication of PEGylated Fe@Bi2S3 nanocomposites for dual-mode imaging and synergistic thermoradiotherapy Biomater. Sci., 6 (7) (2018), pp. 1892-1898

[72] A. Ghazanfari, S. Marasini, H. Yue, S.L. Ho, X. Miao, M.Y. Ahmad, J.A. Park, K.-H. Jung, S. Liu, Y.J. Jang, K.S. Chae, Y. Chang, G.H. Lee d-Glucuronic acid-coated ultrasmall Bi2O3 nanoparticles for CT imaging J. Nanosci. Nanotechnol., 20 (8) (2020), pp. 4638-4642

[73] H. Nosrati, M. Salehiabar, F. Mozafari, J. Charmi, N. Erdoğan, M. Ghaffarlou, F. Abhari, H. Danafar, A. Ramazani, Y.Nuri Ertas Preparation and evaluation of bismuth sulfide and magnetite-based theranostic nanohybrid as drug carrier and dual MRI/CT contrast agent

Appl. Organomet. Chem., 36 (11) (2022), p. e6861

[74] A. Ghazanfari, S. Marasini, T. Tegafaw, S.L. Ho, X. Miao, M.Y. Ahmad, H. Yue, G.H. Lee, J.A. Park, K.-H. Jung, Y. Chang, I.T. Oh, K.-S. Chae X-ray attenuation properties of ultrasmall Yb2O3 nanoparticles as a high-performance CT contrast agent J. Korean Phys. Soc., 74 (3) (2019), pp. 286-291

[75] M.F. Attia, R. Akasov, N.M. Elbaz, T.C. Owens, E.C. Curtis, S. Panda, R. Santos-Oliveira, F. Alexis, F.M. Kievit, D.C. Whitehead Radiopaque iodosilane-coated lipid hybrid nanoparticle contrast agent for dual-modality ultrasound and X-ray bioimaging ACS Appl. Mater. Interfaces (2022)

[76] N. Anton, A. Parlog, M.F. Attia, M. Wattenhofer-Donzé, H. Jacobs, I. Goncalves, E. Robinet, T. Sorg, T.F. Vandamme Non-invasive quantitative imaging of hepatocellular carcinoma growth in mice by micro-CT using liver-targeted iodinated nano-emulsions

Sci. Rep., 7 (1) (2017), pp. 1-13

[77] N. Anton, F. Hallouard, M.F. Attia, T.F. Vandamme Nano-emulsions for drug delivery and biomedical imaging Intracellular Delivery III, Springer (2016), pp. 273-300

[78] M.F. Attia, N. Anton, M. Chiper, R. Akasov, H. Anton, N. Messaddeq, S. Fournel, A.S. Klymchenko, Y. Mély, T.F. Vandamme Biodistribution of X-ray iodinated contrast agent in nano-emulsions is controlled by the chemical nature of the oily core ACS Nano, 8 (10) (2014), pp. 10537-10550

[79] X. Li, N. Anton, G. Zuber, M. Zhao, N. Messaddeq, F. Hallouard, H. Fessi, T.F. Vandamme

Iodinated α-tocopherol nano-emulsions as non-toxic contrast agents for preclinical X-ray imaging Biomaterials, 34 (2) (2013), pp. 481-491

[80] M.F. Attia, N. Anton, R. Akasov, M. Chiper, E. Markvicheva, T.F. Vandamme

Biodistribution and toxicity of X-ray iodinated contrast agent in nano-emulsions in function of their size Pharm. Res., 33 (3) (2016), pp. 603-614

[81] M.F. Attia, S.M. Dieng, M. Collot, A.S. Klymchenko, C. Bouillot, C.A. Serra, M. Schmutz, M. Er-Rafik, T.F. Vandamme, N. Anton Functionalizing nanoemulsions with carboxylates: impact on the biodistribution and pharmacokinetics in mice Macromol. Biosci., 17 (7) (2017), Article 1600471

[82] F. Hallouard, S. Briançon, N. Anton, X. Li, T. Vandamme, H. Fessi Iodinated nano-emulsions as contrast agents for preclinical X-ray imaging: impact of the free surfactants on the pharmacokinetics Eur. J. Pharm. Biopharm., 83 (1) (2013), pp. 54-62

[83] J. Wallyn, N. Anton, D. Mertz, S. Begin-Colin, F. Perton, C.A. Serra, F. Franconi, L. Lemaire, M. Chiper, H. Libouban, N. Messaddeq, H. Anton, T.F. Vandamme Magnetite- and iodine-containing nanoemulsion as a dual modal contrast agent for X-ray/magnetic resonance imaging ACS Appl. Mater. Interfaces, 11 (1) (2019), pp. 403-416

[84] W.T. Al-Jamal, K. Kostarelos Liposomes: from a clinically established drug delivery system to a nanoparticle platform for theranostic nanomedicine

Acc. Chem. Res., 44 (10) (2011), pp. 1094-1104

[85] S. Kweon, H.-J. Lee, W.J. Hyung, J. Suh, J.S. Lim, S.-J. Lim Liposomes coloaded with iopamidol/lipiodol as a RES-targeted contrast agent for computed tomography imaging

Pharm. Res., 27 (7) (2010), pp. 1408-1415

[86] A.J. Allphin, Y.M. Mowery, K.J. Lafata, D.P. Clark, A.M. Bassil, R. Castillo, D. Odhiambo, M.D. Holbrook, K.B. Ghaghada, C.T. Badea Photon counting CT and radiomic analysis enables differentiation of tumors based on lymphocyte burden Tomography, 8 (2) (2022), pp. 740-753

[87]

D.B. Elrod, R. Partha, D. Danila, S.W. Casscells, J.L. Conyers An iodinated liposomal computed tomographic contrast agent prepared from a diiodophosphatidylcholine lipid

Nanomed. Nanotechnol. Biol. Med., 5 (1) (2009), pp. 42-45

[88] H. Xu, T.Y. Ohulchanskyy, J. Qu, A. Yakovliev, R. Ziniuk, Z. Yuan, J. Qu

Co-encapsulating indocyanine green and CT contrast agent within nanoliposomes for trimodal imaging and near infrared phototherapy of cancer Nanomed. Nanotechnol. Biol. Med., 29 (2020), Article 102269

[89] Z. Chen, Y. Li, R. Airan, Z. Han, J. Xu, K.W.Y. Chan, Y. Xu, J.W.M. Bulte, P.C.M. van Zijl, M.T. McMahon, S. Zhou, G. Liu CT and CEST MRI bimodal imaging of the intratumoral distribution of iodinated liposomes Quant Imaging

Med Surg, 9 (9) (2019), pp. 1579-1591

[90] H. Xu, T.Y. Ohulchanskyy, A. Yakovliev, R. Zinyuk, J. Song, L. Liu, J. Qu, Z. Yuan

Nanoliposomes co-encapsulating ct imaging contrast agent and photosensitizer for enhanced, imaging guided photodynamic therapy of cancer Theranostics, 9 (5) (2019), pp. 1323-1335

[91] A.K. Rengan, A.B. Bukhari, A. Pradhan, R. Malhotra, R. Banerjee, R. Srivastava, A. De

In vivo analysis of biodegradable liposome gold nanoparticles as efficient agents for photothermal therapy of cancer Nano Lett., 15 (2) (2015), pp. 842-848

[92] T. Lajunen, L. Viitala, L.-S. Kontturi, T. Laaksonen, H. Liang, E. Vuorimaa-Laukkanen, T.

Viitala, X.Le Guével, M. Yliperttula, L. Murtomäki, A. Urtti Light induced cytosolic drug delivery from liposomes with gold nanoparticles J. Controlled Release, 203 (2015), pp. 85-9

[93] S.P. Singh, S.B. Alvi, D.B. Pemmaraju, A.D. Singh, S.V. Manda, R. Srivastava, A.K. Rengan NIR triggered liposome gold nanoparticles entrapping curcumin as in situ adjuvant for photothermal treatment of skin cancer Int. J. Biol. Macromol., 110 (2018), pp. 375-382

[94] Y. Zhang, S. Hao, J. Zuo, H. Guo, M. Liu, H. Zhu, H. Sun

NIR-Activated thermosensitive liposome–gold nanorod hybrids for enhanced drug delivery and stimulus sensitivity ACS Biomater. Sci. Eng., 9 (1) (2023), pp. 340-351

[95] S.M. Amini, S.M. Rezayat, R. Dinarvand, S.

Kharrazi, M.R. Jaafari Gold cluster encapsulated liposomes: theranostic agent with stimulus triggered release capability

Med. Oncol., 40 (5) (2023), p. 126

[96] Z. Qiao, X. Shi Dendrimer-based molecular imaging contrast agents Prog. Polym. Sci., 44 (2015), pp. 1-27

[97] R. Duncan, L. Izzo Dendrimer biocompatibility and toxicity Adv. Drug Deliv. Rev., 57 (15) (2005), pp. 2215-2237

[98] C. Kojima, Y. Umeda, M. Ogawa, A. Harada, Y. Magata, K. Kono X-ray computed tomography contrast agents prepared by seeded growth of gold nanoparticles in PEGylated dendrimer Nanotechnology, 21 (24) (2010), Article 245104

[99] A.T. Yordanov, A.L. Lodder, E.K. Woller, M.J. Cloninger, N. Patronas, D. Milenic, M.W. Brechbiel Novel iodinated dendritic nanoparticles for computed tomography (CT) imaging

Nano Lett., 2 (6) (2002), pp. 595-599

[100] Y. Fu, D.E. Nitecki, D. Maltby, G.H. Simon, K. Berejnoi, H.-J. Raatschen, B.M. Yeh, D.M. Shames, R.C. Brasch Dendritic iodinated contrast agents with PEG-cores for CT imaging: synthesis and preliminary characterization Bioconjug. Chem., 17 (4) (2006), pp. 1043-1056

[101]

S. You, H.-y. Jung, C. Lee, Y.H. Choe, J.Y. Heo, G.-T. Gang, S.-K. Byun, W.K. Kim, C.-H. Lee, D.-E. Kim, Y.I. Kim, Y. Kim High-performance dendritic contrast agents for X-ray computed tomography imaging using potent tetraiodobenzene derivatives J. Controlled Release, 226 (2016), pp. 258-267

[102] J. Zhu, F. Fu, Z. Xiong, M. Shen, X. Shi Dendrimer-entrapped gold nanoparticles modified with RGD peptide and alpha-tocopheryl succinate enable targeted theranostics of cancer cells Colloids Surf. B, 133 (2015), pp. 36-42

[103] Y. Cao, Y. He, H. Liu, Y. Luo, M. Shen, J. Xia, X. Shi

Targeted CT imaging of human hepatocellular carcinoma using low-generation dendrimer-entrapped gold nanoparticles modified with lactobionic acid J. Mater. Chem. B, 3 (2) (2015), pp. 286-295

[104] T. Xiao, J. Qin, C. Peng, R. Guo, X. Lu, X. Shi A dendrimer-based dual radiodense element-containing nanoplatform for targeted enhanced tumor computed tomography imaging Langmuir, 36 (12) (2020), pp. 3096-3103

[105] F. Shi, Y. Yang, J. Chen, Y. Sha, Y. Shu, H. Wu Dendrimer-entrapped gold nanoparticles as potential CT contrast agents for localizing sentinel lymph node via indirect CT lymphography on rabbit model Biomed. Res. Int., 2018 (2018), Article 1230151

View in ScopusGoogle Scholar

[106]

J.S. Chen, J. Chen, S. Bhattacharjee, Z. Cao, H. Wang, S.D. Swanson, H. Zong, J.R. Baker, S.H. Wang Functionalized nanoparticles with targeted antibody to enhance imaging of breast cancer in vivo J. Nanobiotechnol., 18 (1) (2020), p. 135

[107] W. Lin, N. Yao, L. Qian, X. Zhang, Q. Chen, J. Wang, L. Zhang pH-responsive unimolecular micelle-gold nanoparticles-drug nanohybrid system for cancer theranostics

Acta Biomater., 58 (2017), pp. 455-465

[108] W. Lin, X. Zhang, L. Qian, N. Yao, Y. Pan, L. Zhang Doxorubicin-loaded unimolecular micelle-stabilized gold nanoparticles as a theranostic nanoplatform for tumor-targeted chemotherapy and computed tomography imaging Biomacromolecules, 18 (12) (2017), pp. 3869-3880

Cap. V

Extravazarea

1. Cohan RH, Bullard MA, Ellis JH, Jan SC, Francis IR, Garner WL, Dunnick NR. Local reactions after injection of iodinated contrast material: detection, management, and outcome. Acad Radiol 1997; 4: 711-8.

2. Wang CL, Cohan RH, Ellis JH, Adusumilli S, Dunnick NR. Frequency, management, and outcome of extravasation of nonionic iodinated contrast medium in 69,657 intravenous injections. Radiology 2007; 243: 80-7.

3. Federle MP, Chang PJ, Confer S, Ozgun B. Frequency and effects of extravasation of ionic and nonionic CT contrast media during rapid bolus injection. Radiology 1998; 206: 637-40.

4. Cohan RH, Ellis JH, Garner WL. Extravasation of radiographic contrast material: recognition, prevention, and treatment. Radiology 1996; 200: 593-604.

5. Ayre-Smith G. Tissue necrosis following extravasation of contrast material. J Can Assoc Radiol 1982; 33: 104.

6. Lewis GB, Hecker JF. Radiological examination of failure of intravenous infusions. Br J Surg 1991; 78: 500-1.

7. Jacobs JE, Birnbaum BA, Langlotz CP. Contrast media reactions and extravasation: relationship to intravenous injection rates. Radiology 1998; 209: 411-6.

9 798884 779594